子どもの
ツボ押しマッサージ

心と体の症状に効く やさしいスキンシップ

統合鍼灸治療院「元気」院長
中医師
鵜沼宏樹 監修

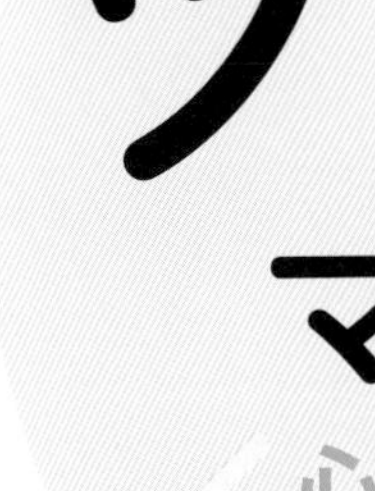

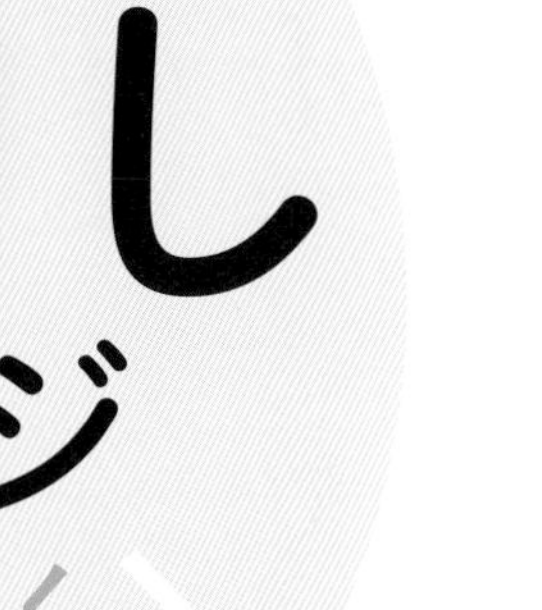

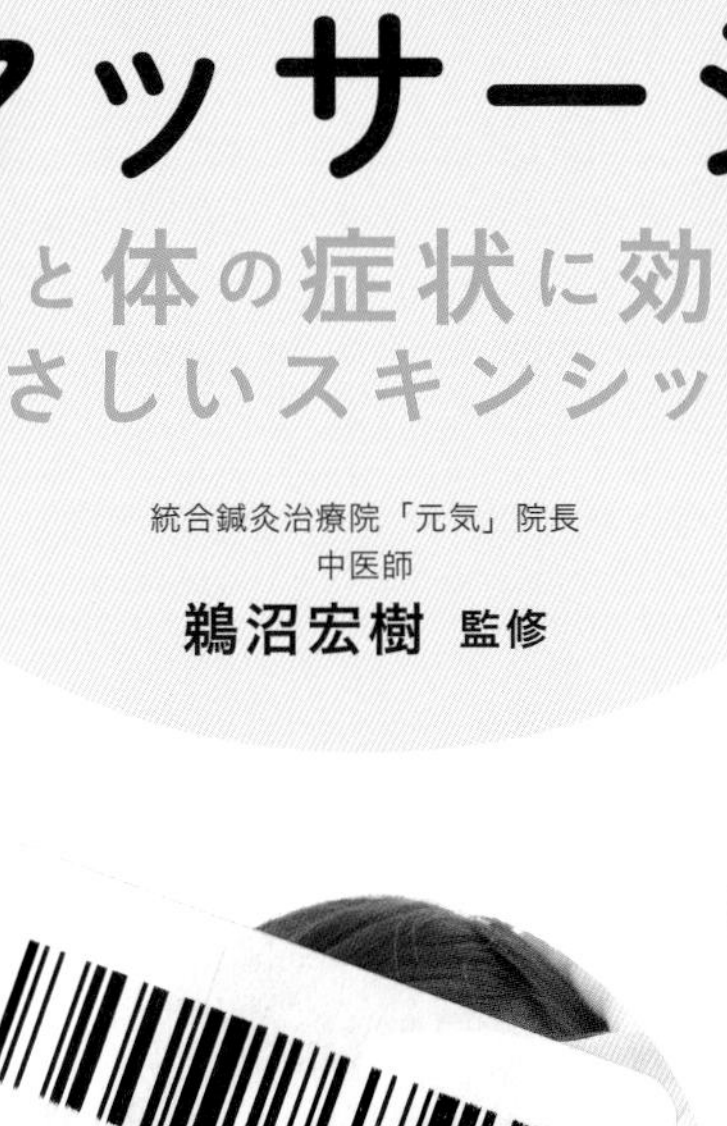

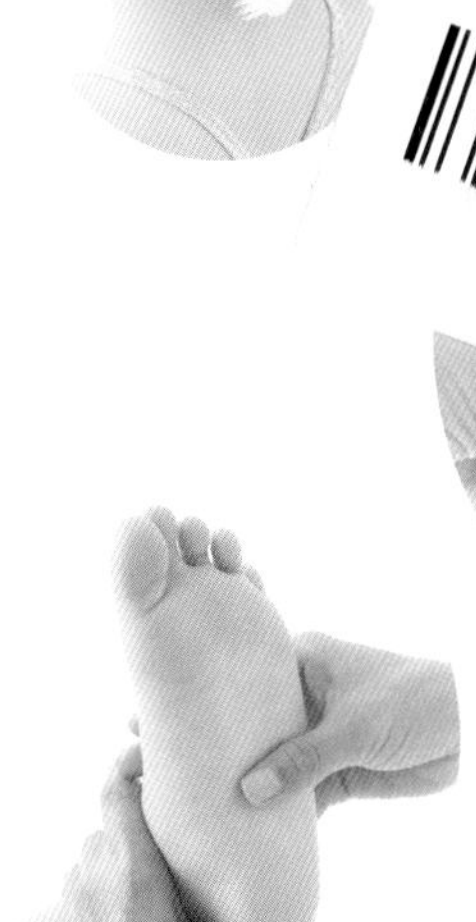

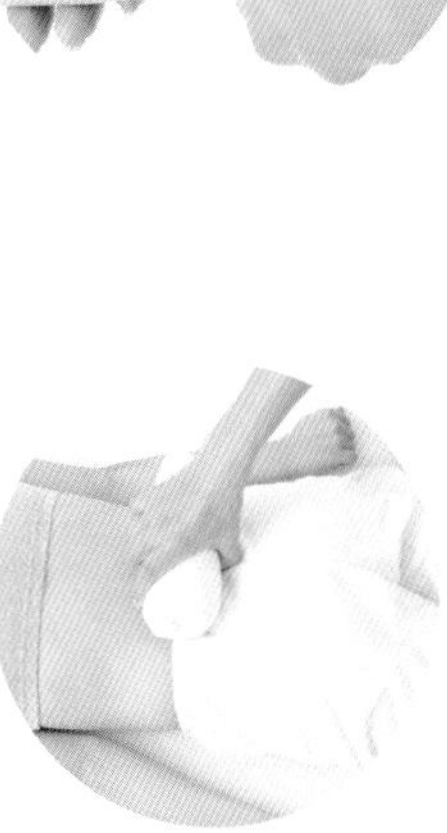

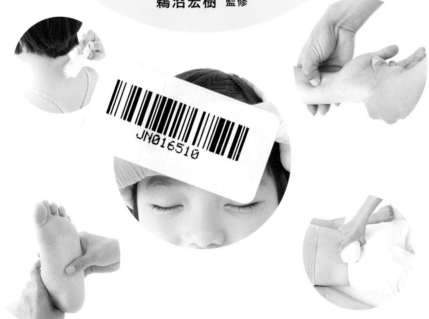

はじめに

手術で悪いところを取り除いたり、薬で細菌やウイルスを殺したりするという点において、西洋医学は非常に優れています。しかし「調子の狂いを整える」という領域に関しては、ツボ療法や鍼灸など東洋医学の得意分野。どんなに医学、科学が進歩しても、東洋医学が求められ続ける、大きな理由でしょう。

ツボ療法がなぜ効くのか、その全貌はいまだに科学的な解明はなされていません。私はツボ刺激が「揺さぶり」の役目を果たすからだと考えています。調子が悪いということは、体のどこかが過度に緊張したり、停滞しています。ツボを刺激して揺さぶりをかけることで、緊張や停滞をニュートラルな状態に戻すことができるというわけです。

子どもは調整機能が未発達なこともあり、大人以上に体のどこかが緊張したり停滞したりしがちです。「受診するほどではないけれど、いつもより調子が悪そう」「受診したら経過観察するよう医師にいわれた。早くラクにしてあげたい」といったタイミングで、ツボ療法は大いにその効果を発揮するでしょう。

体調が悪いときや、気分が落ち込んだとき。だれかに触れてもらうことで元気になれるのは、珍しいことではありません。特別なハンドパワーもない普通の人にも「手当て」の力は宿っています。それが子どもにとって大切で安心できる親御さんの手であれば、効果はよりいっそう期待できるのです。

子どものよく見られる症状に対して、「手当て」と「ツボ療法」の力を発揮する方法を集めました。

この本が親御さんの手を通して、お子様の健康を支える一助となりましたら、こんなうれしいことはありません。

鵜沼宏樹

目次

第3章　心の症状を整えるツボ療法

大人のツボ療法とは大違い!

子どものツボ療法の基本

子どもは神経系が未発達で、ツボの位置も定まっていません。広い範囲を刺激する、制限時間を守るなど、子どもならではのやり方があります。

※38度以上の熱があるとき、グッタリしているなど明らかな異変が見られるとき、激しい嘔吐や痛みなどの症状が見られるときは、ツボ療法を行ってはいけません。
※症状が重い場合はまず病院で受診することを最優先してください。

1 厳密に一点を押さなくてOK

子どものツボは位置が定まっておらず、点ではなく線や面全体をツボと考えるものもあります。また皮膚がデリケートで反応が敏感。示してあるツボの位置はあくまで目安であり、その付近を刺激すると考えましょう。

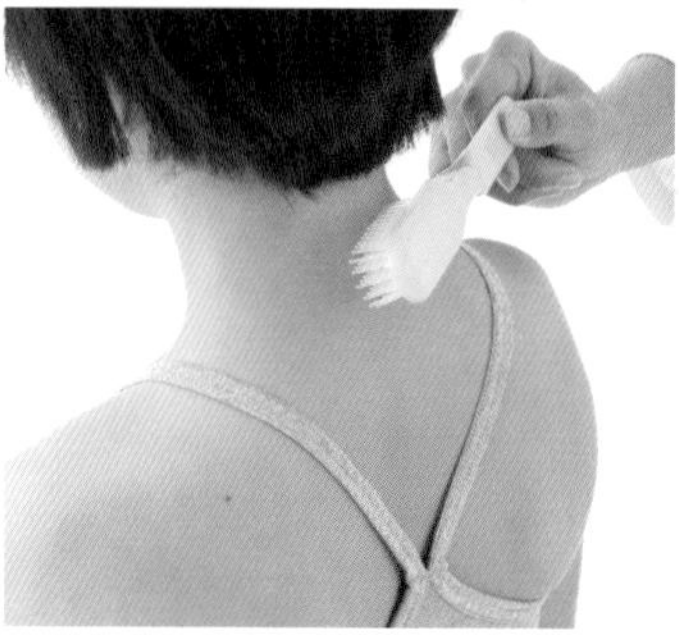

ツボを中心とした付近を広くブラシで刺激することも。

2 スキンシップで効果倍増!

ツボへの刺激そのものと同じぐらい「触れていること自体」が効力を発揮します。ツボを刺激する反対の手で額や頭を支えるなど、たくさん触れ合いましょう。低年齢の子なら、抱きかかえた姿勢でツボ刺激してもいいでしょう。

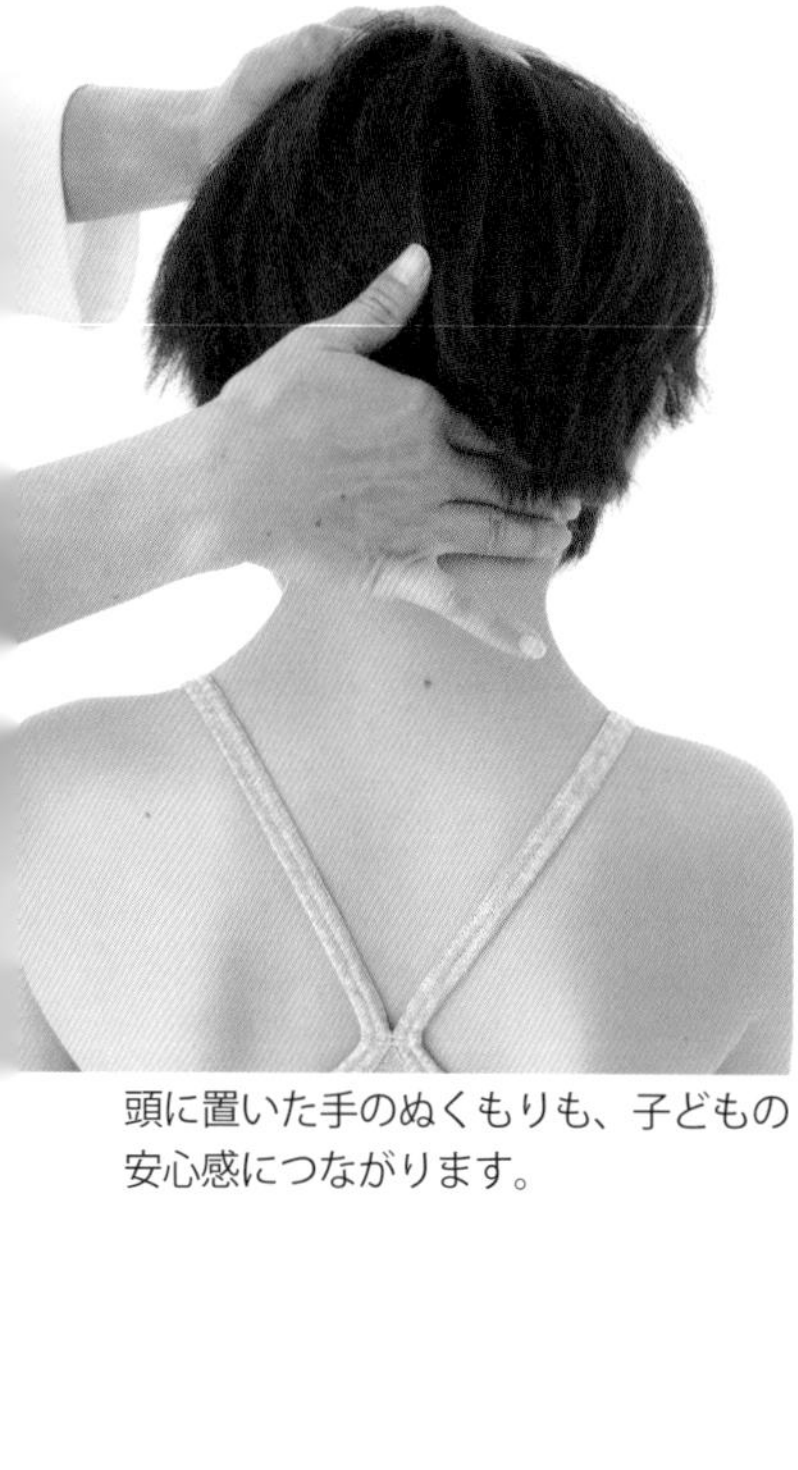

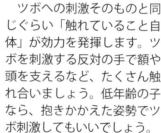

頭に置いた手のぬくもりも、子どもの安心感につながります。

3 年齢プラス2～3分が1日の上限目安

子どもはツボ刺激に敏感に反応します。そのためやりすぎは禁物。一日にツボ刺激をする上限時間は年齢＋２～３分（５歳の子なら上限７～８分）が目安です。あれもこれもと、欲張りすぎないようにしましょう。

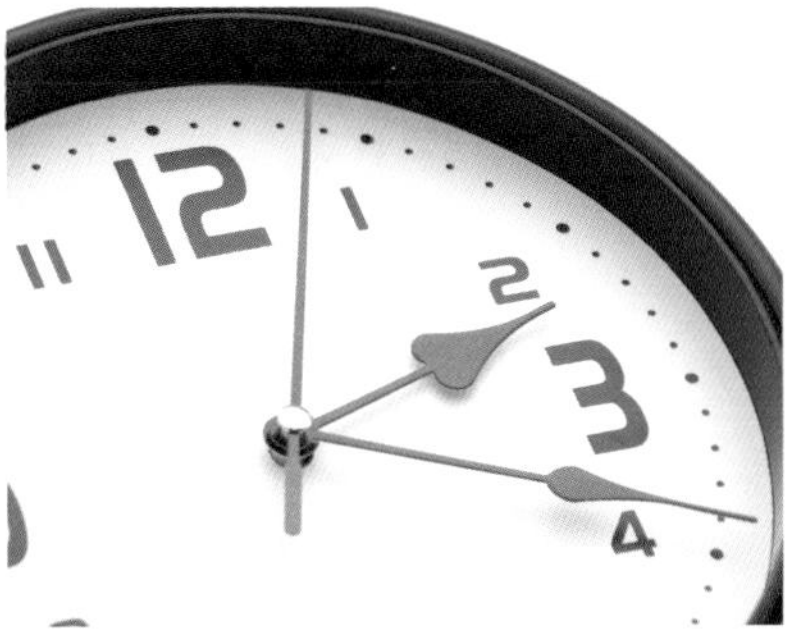

子どものツボ療法は、時間を計りながら行うのが原則。

4 小児推《すい》拿《な》独自のツボは左側だけ刺激する

この本では中国の小児推拿に基づいた手法も紹介しています。小児推拿は50～100回と、１か所をたくさん刺激するのが特徴。特に手のツボは左右とも行うと刺激過多になるので、左側だけと指定のあるものは、従いましょう。
※左側が不都合の場合は右側を。

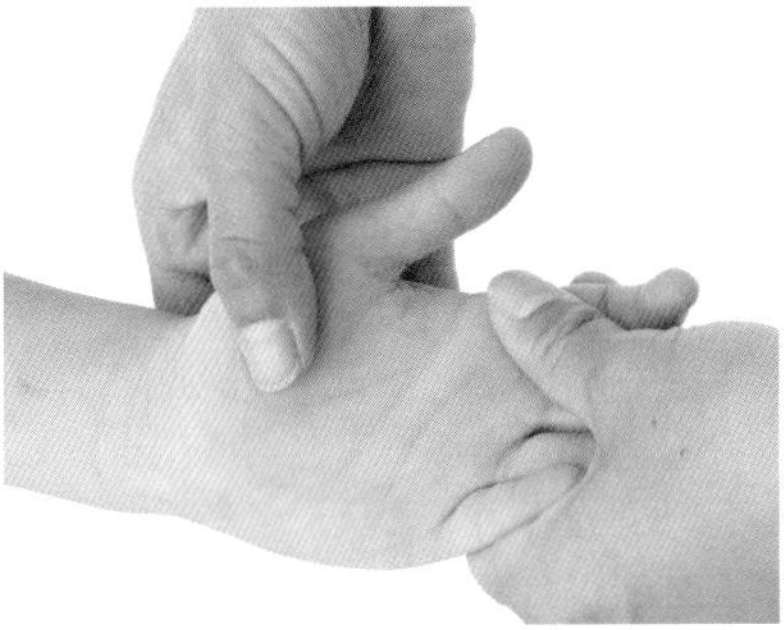

「左だけ」と書いてあるものは指示を守りましょう。

5 さする速度は1秒に5センチ

さすってツボを刺激する場合、方向と速さが大事。毛並みの流れに沿って、１秒５センチ動かすのが基本です。これは動物のグルーミングや、「いい子ね～」と母親が子どもをなでる速度と同じ。副交感神経が優位になり、癒しモードに入ります。

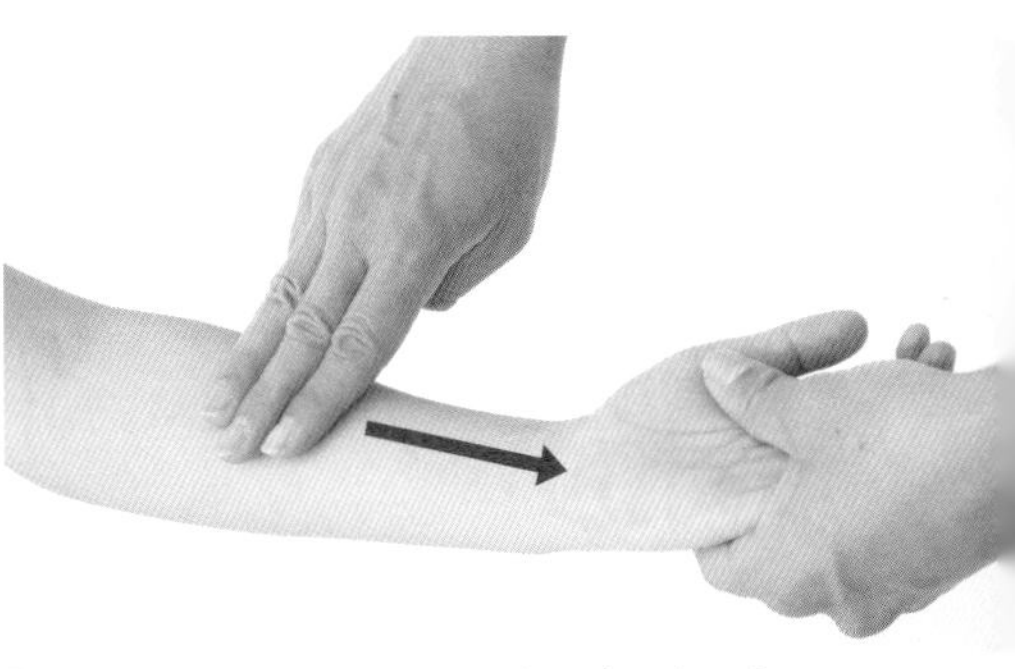

「いい子、いい子」となでる速さが目安です。

掲載ツボマップ

1か所のツボ刺激でさまざまな効能が得られます。特に子どもは、その傾向が顕著。本で紹介しているツボの位置&ツボ刺激の効能をまとめました。

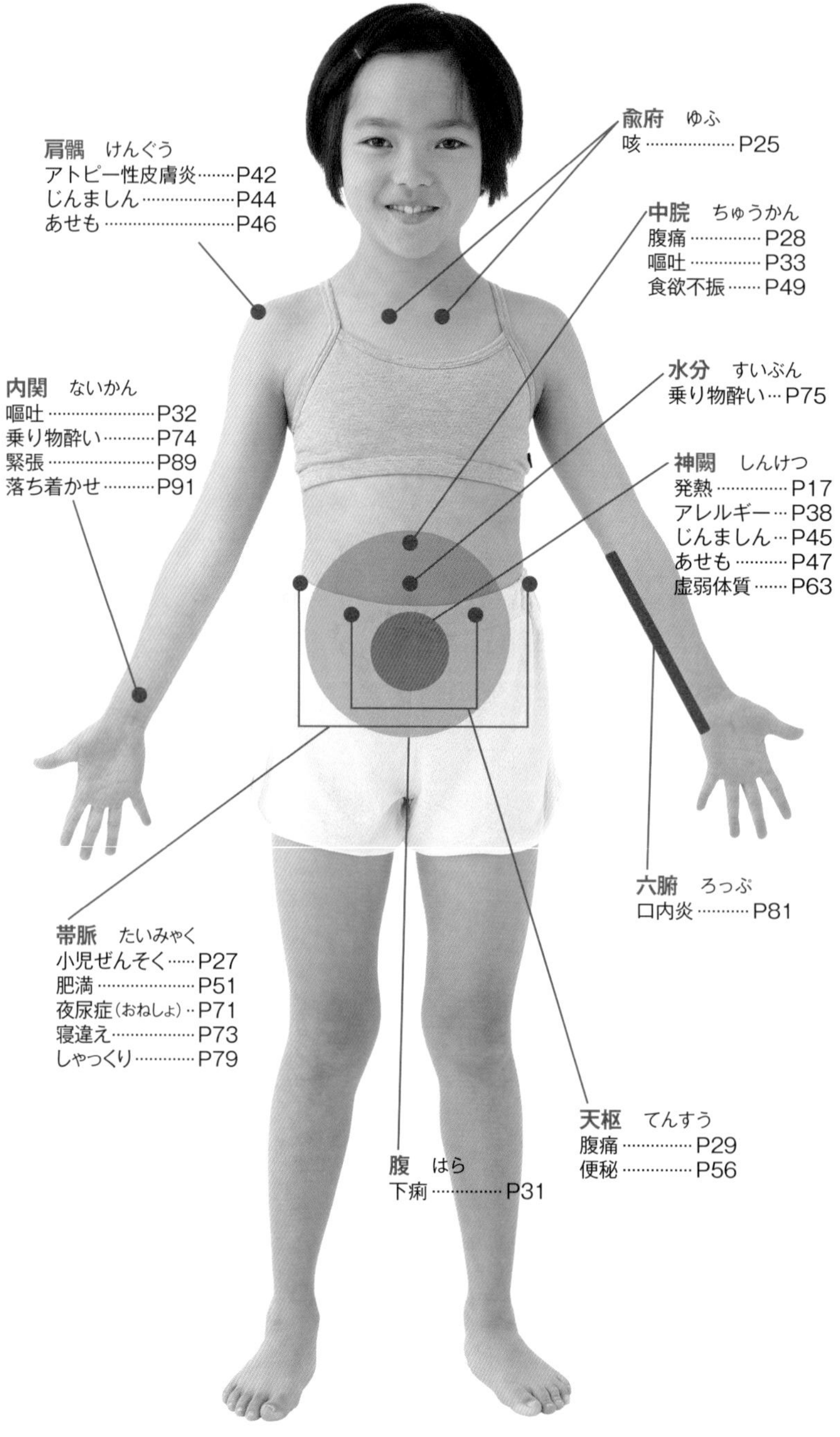

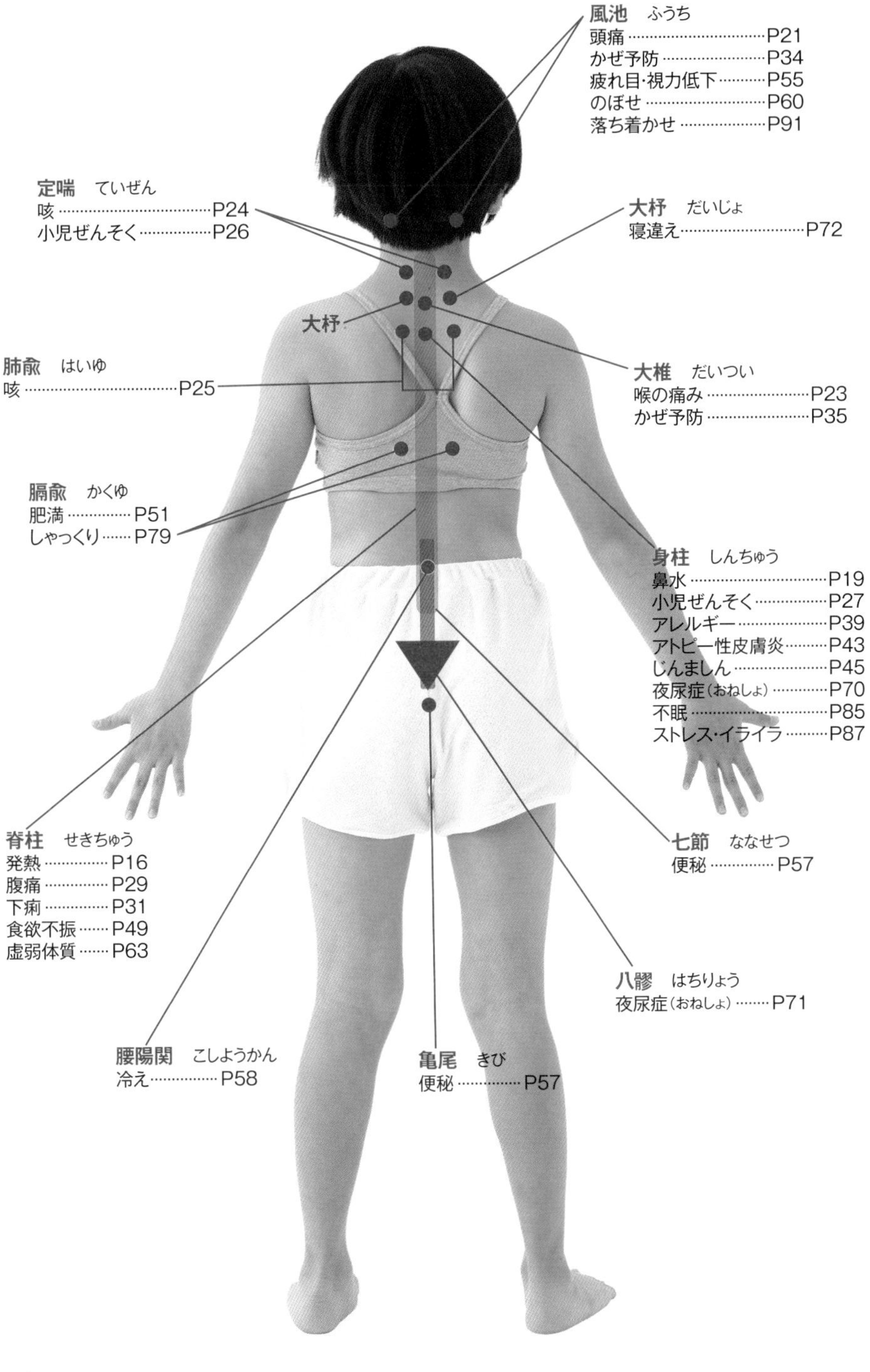
風池　ふうち
頭痛……P21
かぜ予防……P34
疲れ目･視力低下……P55
のぼせ……P60
落ち着かせ……P91
定喘　ていぜん
咳……P24
小児ぜんそく……P26
大杼　だいじょ
寝違え……P72
大杼
肺兪　はいゆ
咳……P25
大椎　だいつい
喉の痛み……P23
かぜ予防……P35
膈兪　かくゆ
肥満……P51
しゃっくり……P79
身柱　しんちゅう
鼻水……P19
小児ぜんそく……P27
アレルギー……P39
アトピー性皮膚炎……P43
じんましん……P45
夜尿症（おねしょ）……P70
不眠……P85
ストレス･イライラ……P87
脊柱　せきちゅう
発熱……P16
腹痛……P29
下痢……P31
食欲不振……P49
虚弱体質……P63
七節　ななせつ
便秘……P57
八髎　はちりょう
夜尿症（おねしょ）……P71
腰陽関　こしようかん
冷え……P58
亀尾　きび
便秘……P57

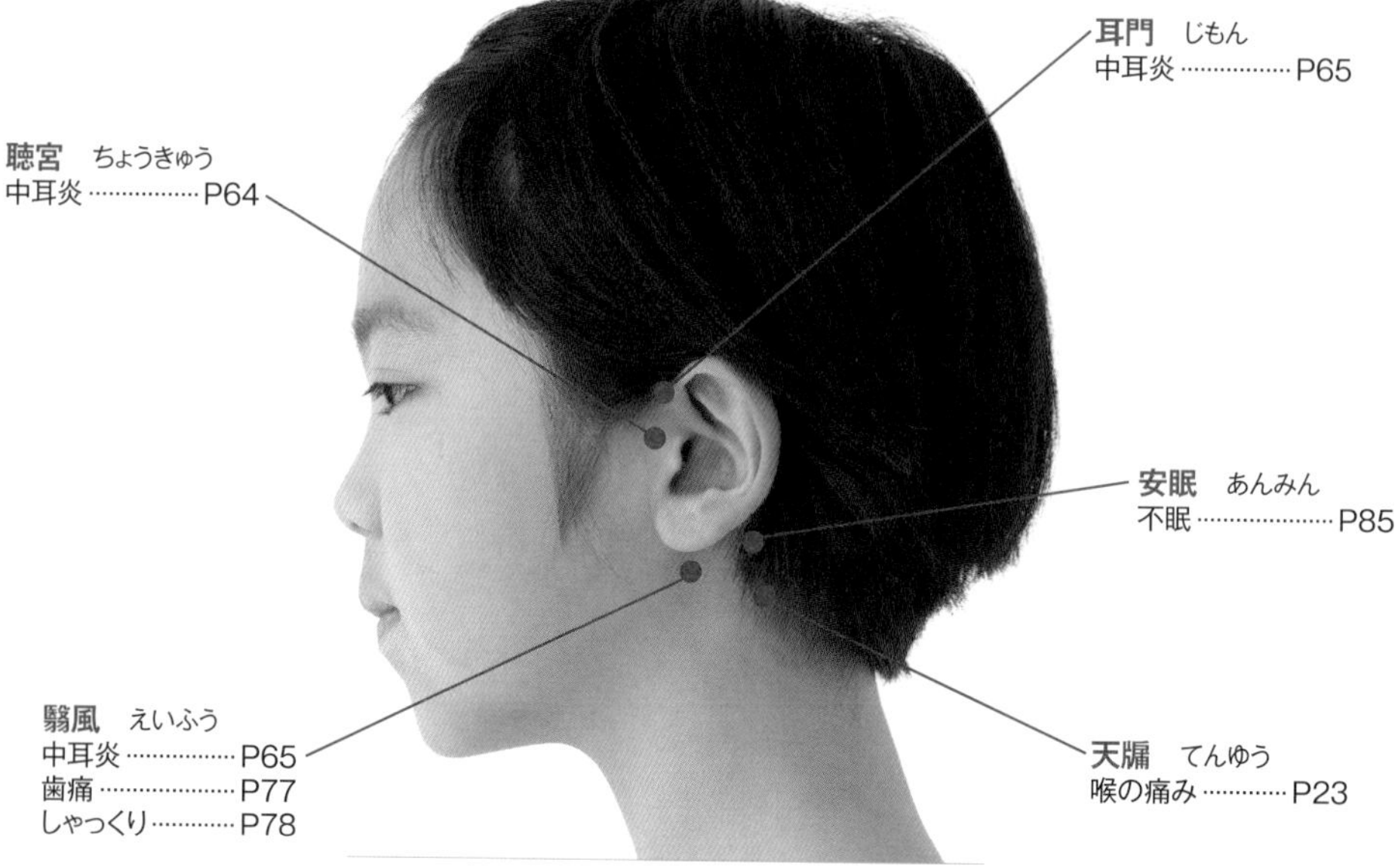
耳門　じもん
中耳炎 ……………… P65
聴宮　ちょうきゅう
中耳炎 ……………… P64
安眠　あんみん
不眠 …………………… P85
翳風　えいふう
中耳炎 ……………… P65
歯痛 …………………… P77
しゃっくり ………… P78
天牖　てんゆう
喉の痛み ………… P23

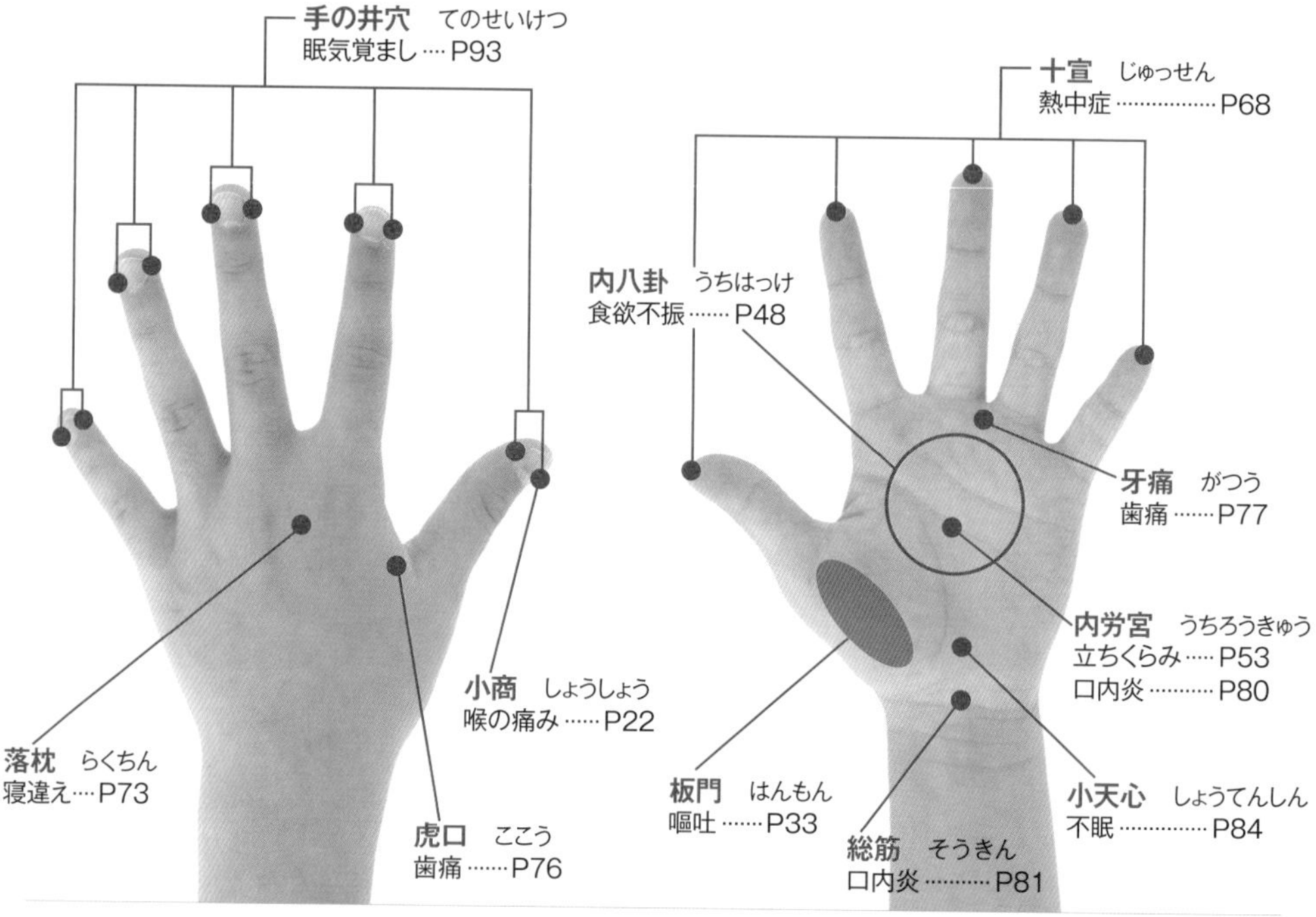
手の井穴　てのせいけつ
眠気覚まし …. P93
十宣　じゅっせん
熱中症 ……………… P68
内八卦　うちはっけ
食欲不振 …… P48
牙痛　がつう
歯痛 …… P77
内労宮　うちろうきゅう
立ちくらみ …. P53
口内炎 ………… P80
小商　しょうしょう
喉の痛み …… P22
落枕　らくちん
寝違え …. P73
虎口　ここう
歯痛 …… P76
板門　はんもん
嘔吐 …… P33
総筋　そうきん
口内炎 ………… P81
小天心　しょうてんしん
不眠 …………… P84

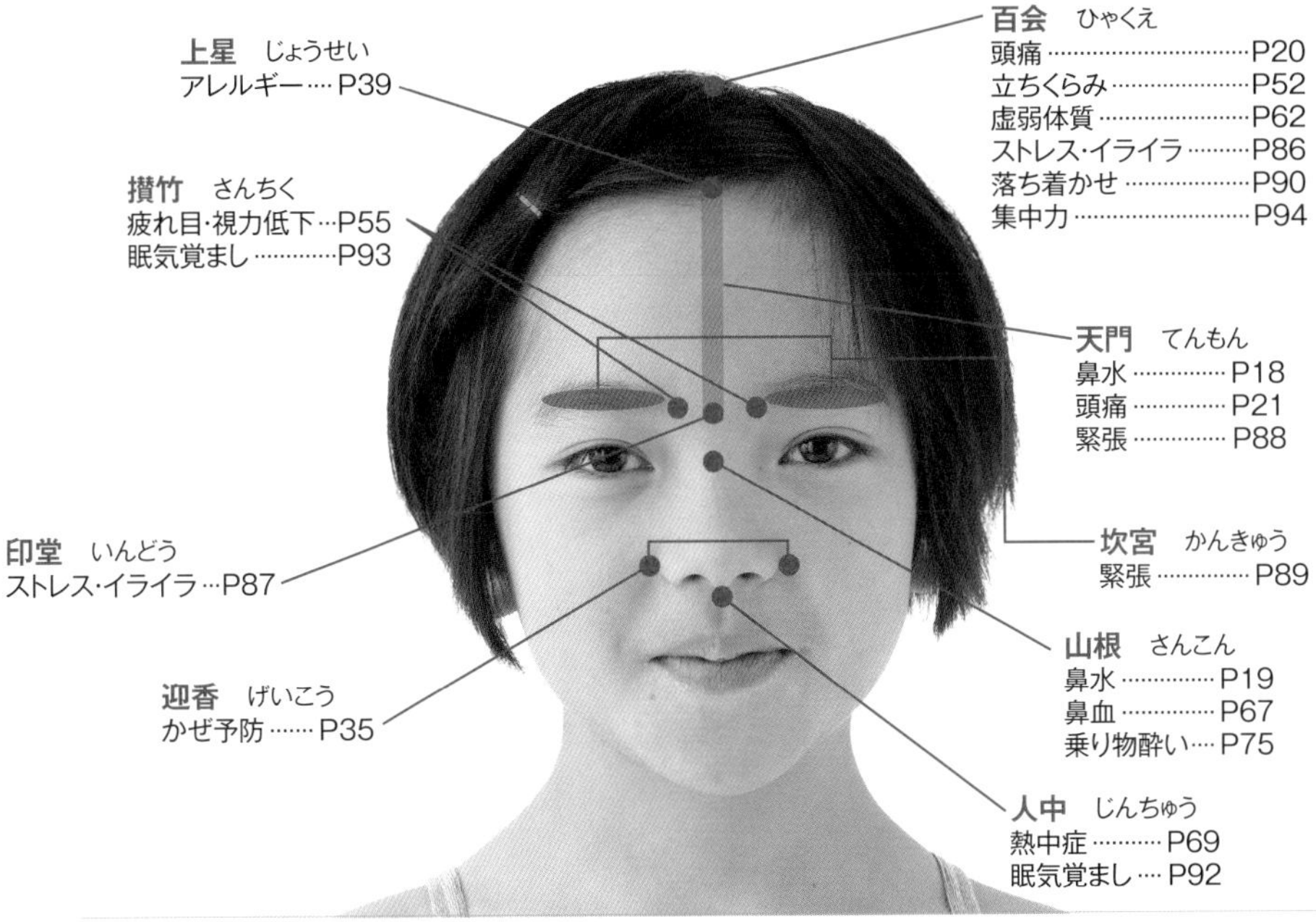
上星《じょうせい》
アレルギー…… P39
攅竹《さんちく》
疲れ目·視力低下…P55
眠気覚まし…………P93
百会《ひゃくえ》
頭痛……………………P20
立ちくらみ……………P52
虚弱体質………………P62
ストレス·イライラ………P86
落ち着かせ……………P90
集中力…………………P94
天門《てんもん》
鼻水…………P18
頭痛…………P21
緊張…………P88
印堂《いんどう》
ストレス·イライラ…P87
坎宮《かんきゅう》
緊張…………P89
山根《さんこん》
鼻水…………P19
鼻血…………P67
乗り物酔い……P75
迎香《げいこう》
かぜ予防…… P35
人中《じんちゅう》
熱中症………P69
眠気覚まし…… P92

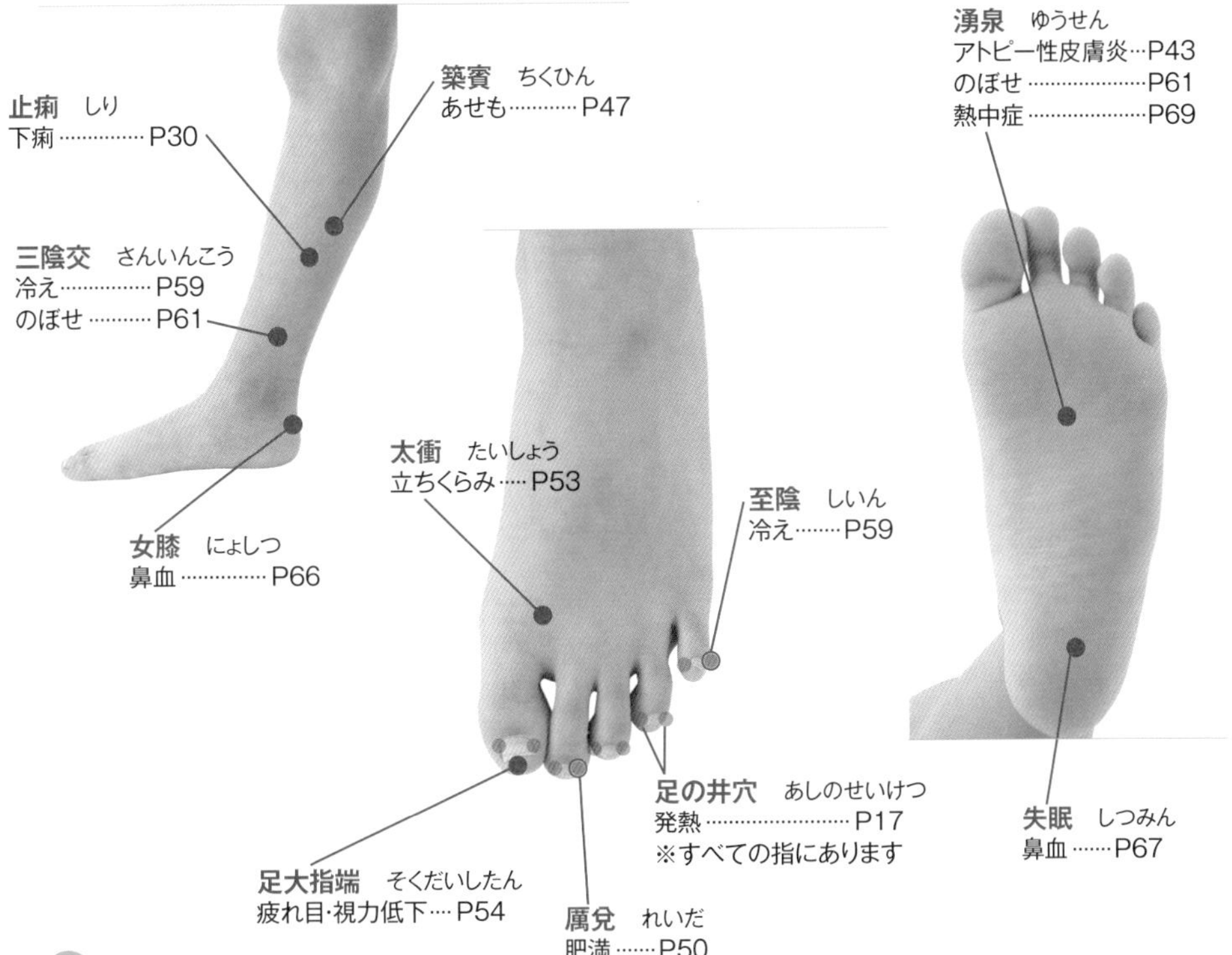
止痢《しり》
下痢…………P30
築賓《ちくひん》
あせも…………P47
三陰交《さんいんこう》
冷え……………P59
のぼせ…………P61
女膝《にょしつ》
鼻血……………P66
太衝《たいしょう》
立ちくらみ…… P53
至陰《しいん》
冷え……P59
足の井穴《あしのせいけつ》
発熱…………………… P17
※すべての指にあります
足大指端《そくだいしたん》
疲れ目·視力低下…… P54
厲兌《れいだ》
肥満……P50
湧泉《ゆうせん》
アトピー性皮膚炎…P43
のぼせ……………………P61
熱中症……………………P69
失眠《しつみん》
鼻血……P67

子どものツボの刺激方法

子どものツボ刺激は、ツボ一点をグイッと押すだけのツボ刺激とは異なります。ブラシでさすったり、ペットボトルで作る簡易温灸器で温めたり。本に登場する主な刺激の方法を紹介します。

指で刺激する

ツボの位置や与えたい刺激の強さなどに合わせ、使う指や刺激の方法を使い分け。最大限の効果を引き出します。

つめを立てる

つめの先端をツボに当て強く押し込みます。強い刺激が必要なときに使う手技で、それなりの痛みをともないます。

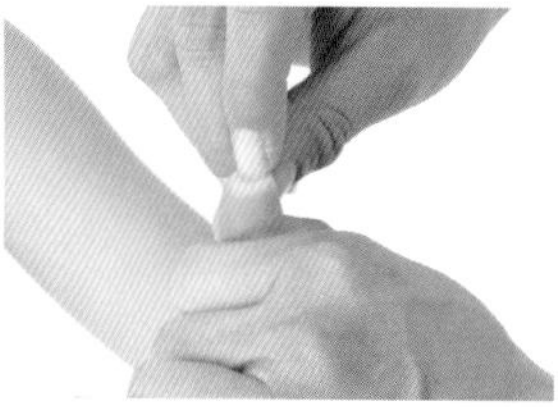

押す

指の腹をツボに押し当て、グーッと押しては緩めることを繰り返します。必要な力に応じて、押す指を使い分けます。

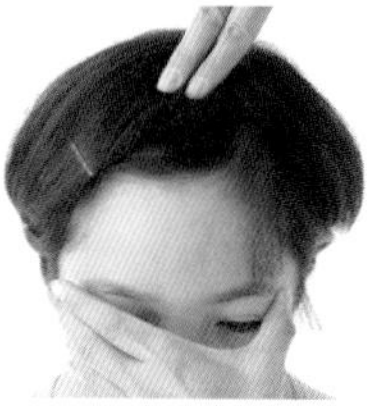

タッピング

利き手の指の腹やつめを使います。ツボをトントンとたたいて刺激。一定の速度を保ちながら、リズミカルに行うのがコツです。

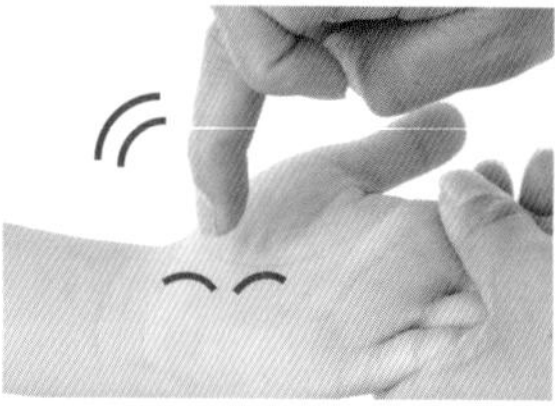

押し回す

ツボに指の腹を押し当て、当てた指先がズレないよう押しながら回します。さするのとは違い、表面の皮膚ごと動かします。

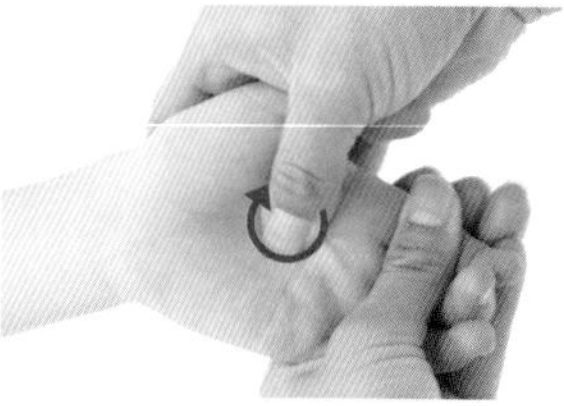

つまむ

利き手の親指をツボに、ほかの指を裏側に当てて支え、前後からはさむようにしてつまみます。しっかり刺激が入ります。

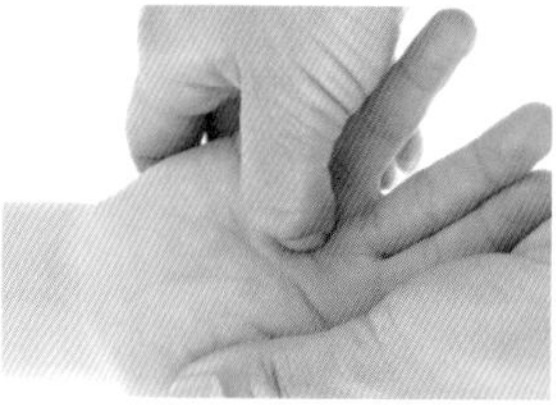

さする

指先や手のひらを使い、皮膚の表面を軽くさすります。指定された方向へ、1秒間に5センチの速さが目安です。

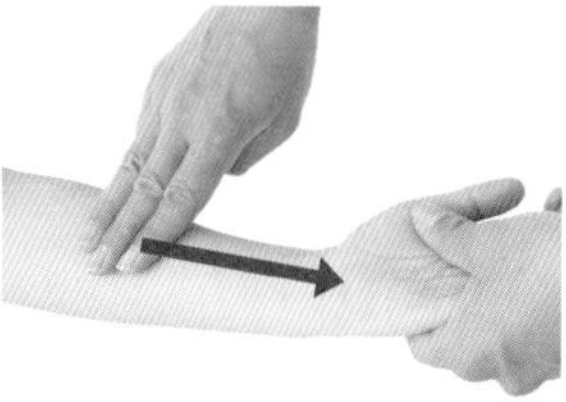

ブラシで刺激する

※やり方にヘアブラシとあるものを、
歯ブラシで代用しても構いません。

ブラシでたたいたりさすったりすることで、小《しょう》児《に》鍼《しん》のような効果を得られます。広い範囲を刺激するのに最適です。

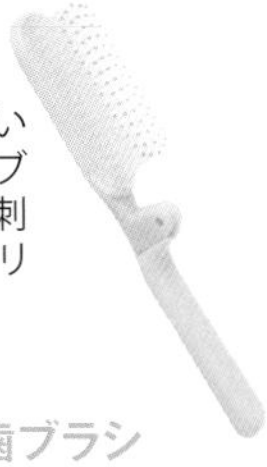

ヘアブラシ

毛先の柔らかいナイロン性のブラシが、ツボ刺激にはピッタリです。

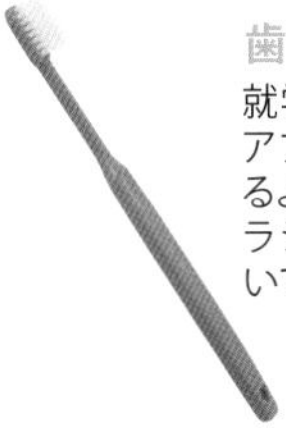

歯ブラシ

就学前の子でヘアブラシを痛がるようなら、歯ブラシを使うといいでしょう。

さする

ブラシの毛先が触れるかどうかの優しさで、サーッとさすります。1秒間に5センチを目安に指定の方向へさすりましょう。

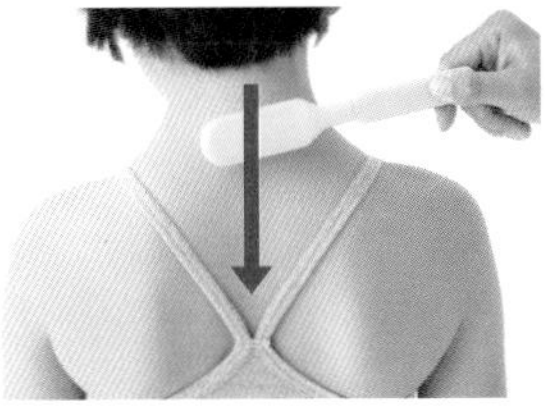

タッピング

手首のスナップを使い、トントンとリズミカルに、ツボ周辺をたたきます。皮膚が赤みがかるぐらいの強さでたたきましょう。

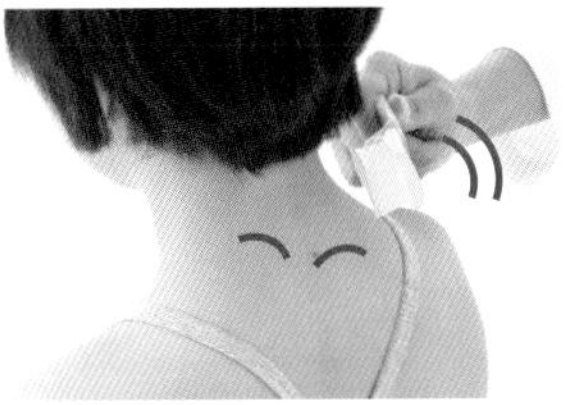

簡易温灸器で刺激する

お灸代わりに使います。ポカポカと温めるのではなく、熱いと感じるほどの刺激を与えるのが狙いです。

作り方

❶ペットボトルにお湯を入れる

ふたがオレンジ色の、ホットOKのペットボトルを用意。85℃ぐらいのお湯を入れます。この時点でくつ下を半分ほどかぶせておくと、持っても熱くありません。

❷くつ下をかぶせる

そのままでは熱すぎるので、くつ下をかぶせます。1枚だけでなく2枚重ねると、ちょうどいい温度になります。

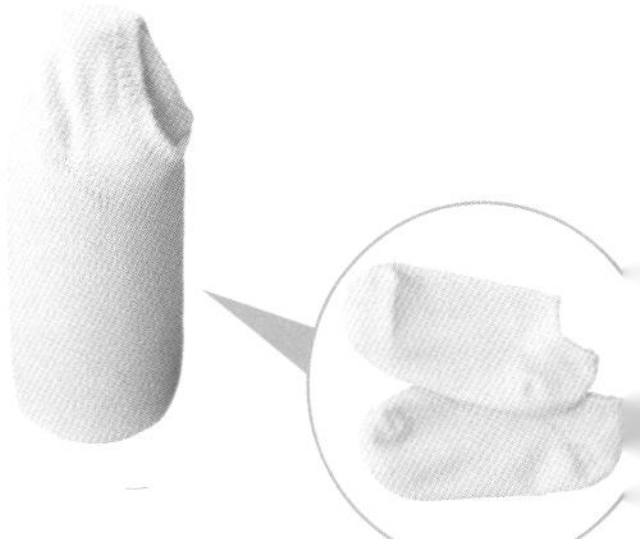

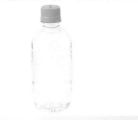

使い方

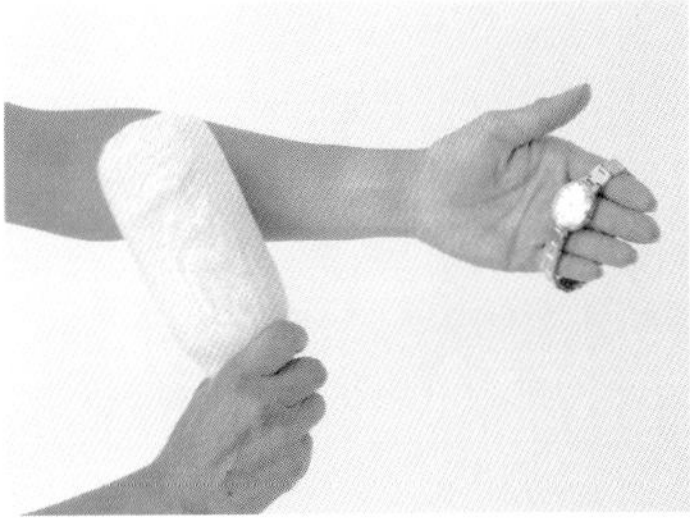

親御さんが腕の内側に温灸器をギュッと押し当て、熱いと感じるまでの時間を計りましょう。子どものツボに当てるときは、その2秒前に離すようにします。

捏脊《ねっせき》で刺激する

神経が集まる背骨を刺激する小児推拿《すいな》の手技で、子どもの不調に高い効果を発揮します。慣れると気持ちよく感じます。

❶指をおしり下部に置く

刺激する範囲は、おしり下部から首のつけ根までの背骨の真上です。まずはおしり下部に左右の親指を、少し上に左右の人さし指と中指を並べて置きましょう。

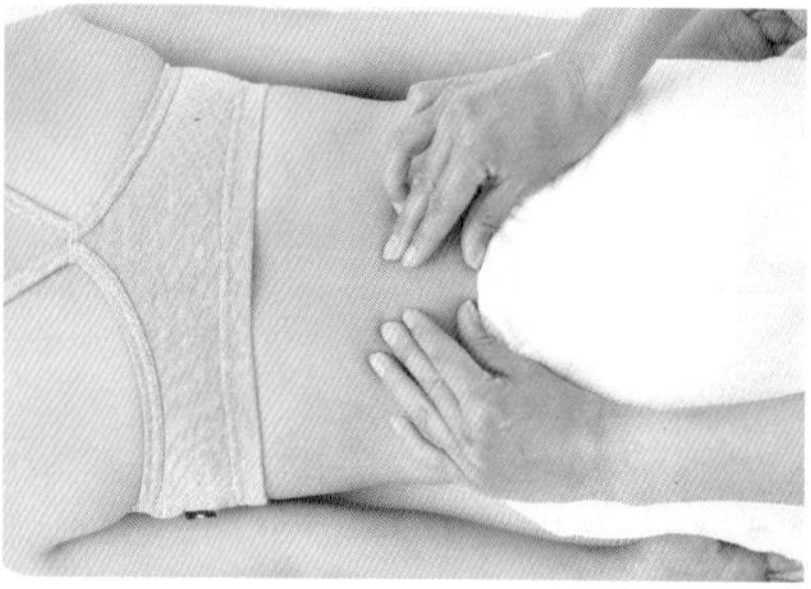

❷たぐり寄せてつまみながら上に移動

人さし指、中指を前に送り、肌に密着したままの親指をたぐり寄せて皮膚をつまみます。これを繰り返しながら、しゃくとり虫のように首のつけ根まで上がっていきます。

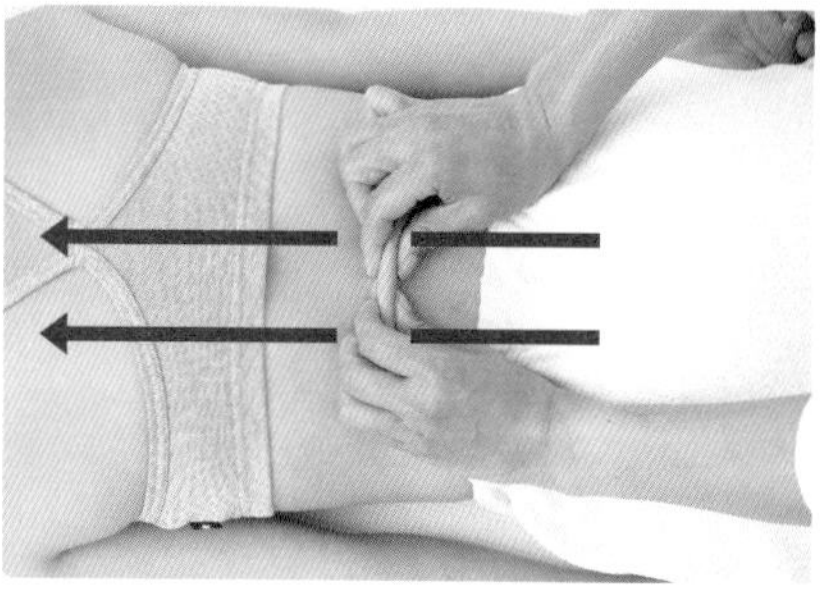

❸首からさすり下ろす

首のつけ根まで到着したら、首からおしり下部まで背骨の上を利き手の手のひらでさすり下ろします。❶～❸を症状が軽いときは3回、重いときは5回、繰り返します。

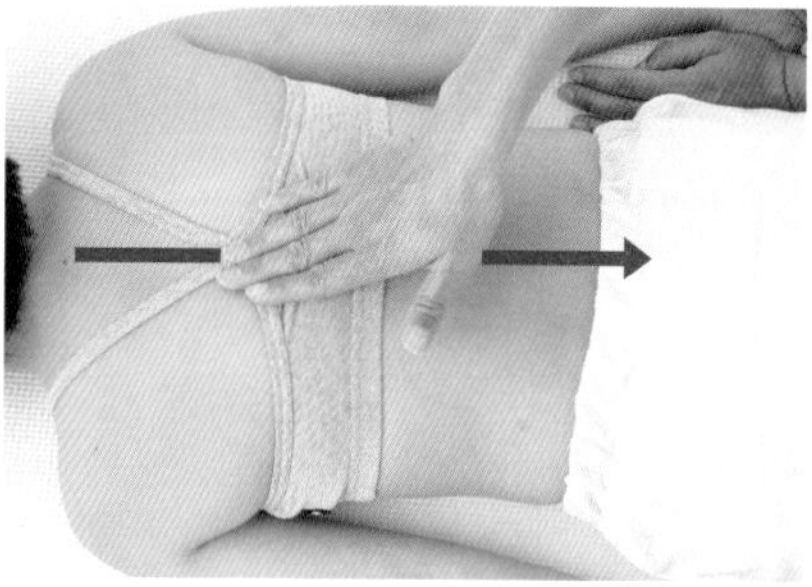

❹最後は3回目に引っぱる

3回、もしくは5回繰り返す際、最後の1回のみ、やり方が変わります。2回親指をたぐり寄せ、3回目たぐり寄せたあと、上に1回引っぱり上げます。これを「三捏一堤《さんねついってい》」といいます。三捏一堤を繰り返しながら首のつけ根まで上がったら、❸と同様手でさすり下ろして終了です。

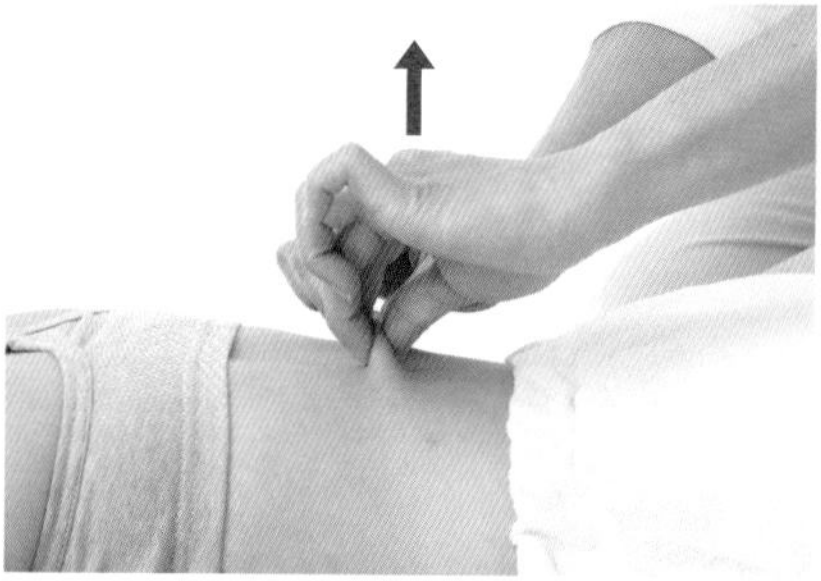

※どうしても捏脊ができない場合は、同じ「脊柱」をヘアブラシでタッピングして、首のつけ根まで上がり、ヘアブラシでおしり下部までさすり下ろすことを1分間繰り返すことで代用しましょう。

第1章
体調不良に効くツボ療法

子どもは体の調整機能が未発達なため、発熱や下痢など体調が不安定になることもしばしば。初期段階で食い止めたり、症状をすみやかに経過させるのにツボ療法が役立ちます。

発熱に効く

ツボ療法で免疫機能をサポート

ウイルスや細菌が入り込むと、免疫機能が発動。高温によってウイルスや細菌を撃退しようと体温を上げます。つまり発熱するということは、免疫力が高い証拠。また、子どもは体内でつくられるエネルギー量が多いため、平熱が高い傾向もあります。食事や水分、睡眠がとれていれば、まず大丈夫ですが、体温をコントロールする機能が未発達なため、熱の上がり下がりが不安定でもあります。ツボ療法で免疫機能をサポートしつつ、けいれんや嘔吐《おうと》、ぐったりしているなどの症状も出ていたら、急ぎ受診しましょう。

❶脊柱（せきちゅう）

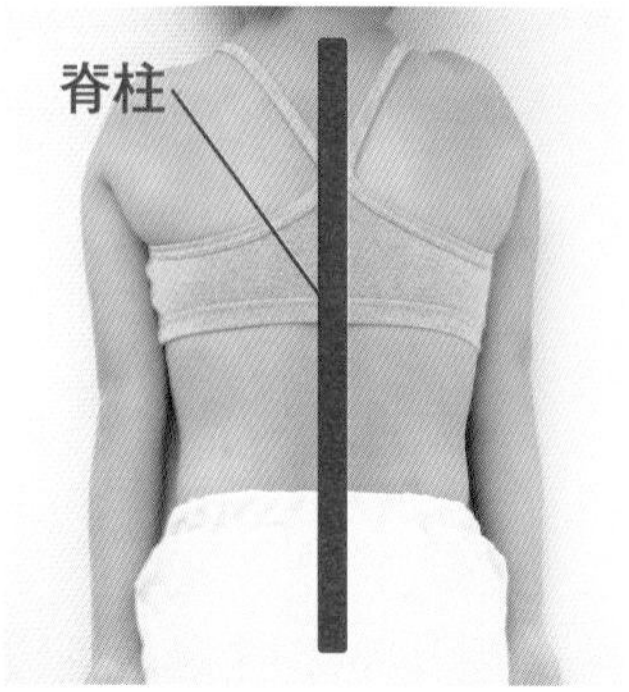

脊柱とは背骨の正式名称で、解剖学上の名前がそのままツボの名前になっています。体の背面、首のつけ根からおしり下部までのラインをツボと考えます。

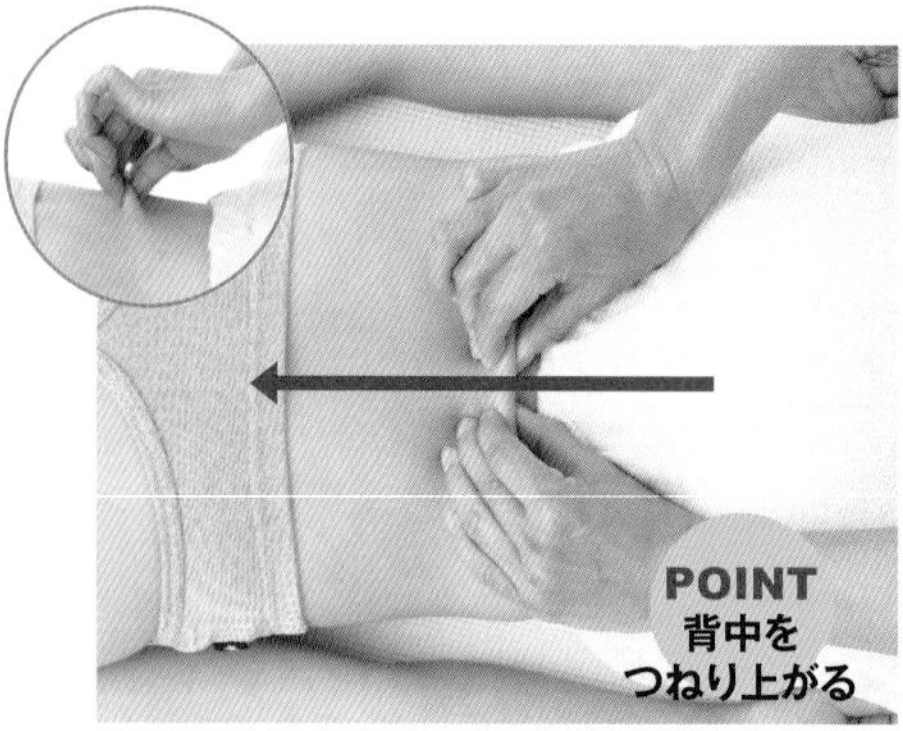

捏脊《ねっせき》（14ページ参照）をします。子どもをうつぶせに寝かせ、親御さんの左右の親指、人さし指、中指をおしり下部に置きます。人さし指、中指を前に送り、肌に密着したまま親指をたぐり寄せて皮膚をつまみ上げることを繰り返します。首のつけ根までいったら、背骨をさすり下ろして再びつまんで上がります。3〜5回繰り返し、最後の1回は三捏一提《さんねついってい》を行います。

❷神闕（しんけつ）

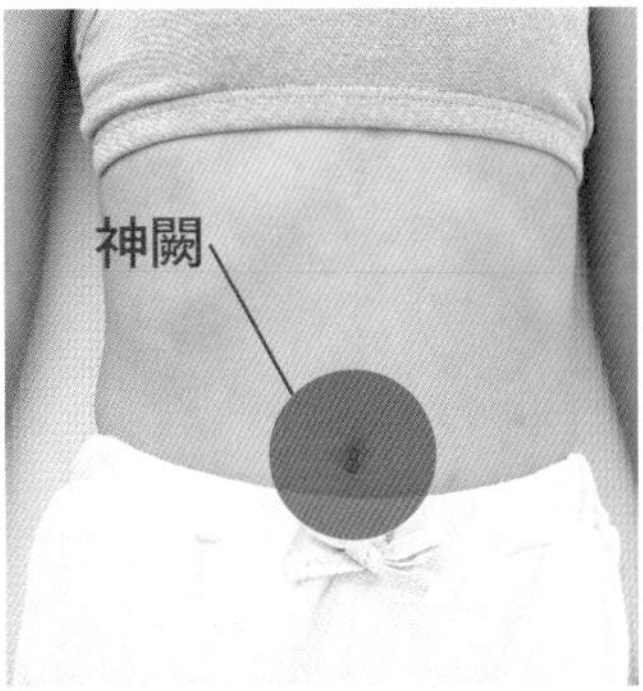

おへそそのものと、その周辺がツボとなります。おへそは全身を整える重要なスイッチの役目を果たします。

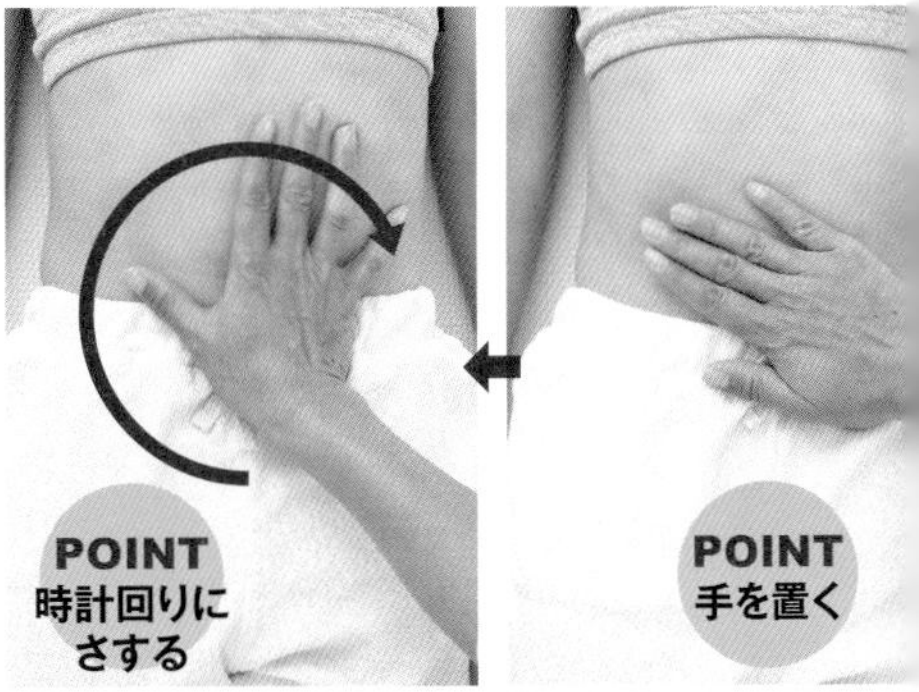

左右の手を熱さを感じるまでこすり合わせます。熱くなったところで利き手の手のひらを子どものおへそに当てます。皮膚に直接が望ましいですが、子どもがイヤがるようなら肌着の上からでも構いません。

続いて、おへそのまわりを時計回りに優しく回しながらさすります。1秒間に5センチの速さを目安に、50回ほど、さすってあげましょう。

❸足の井穴（あしのせいけつ）

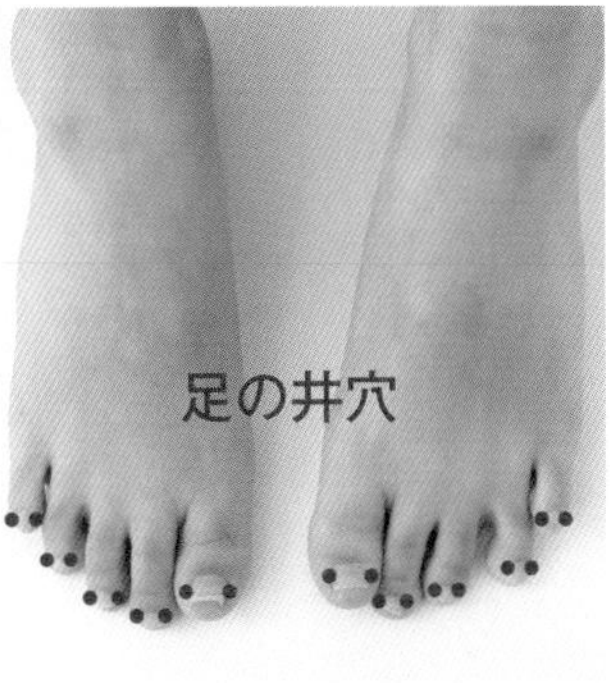

足の各指のつめの生えぎわの両角。大人の場合、全指の角にツボがあるわけではありませんが、子どもは10本すべて刺激したほうが効果的です。

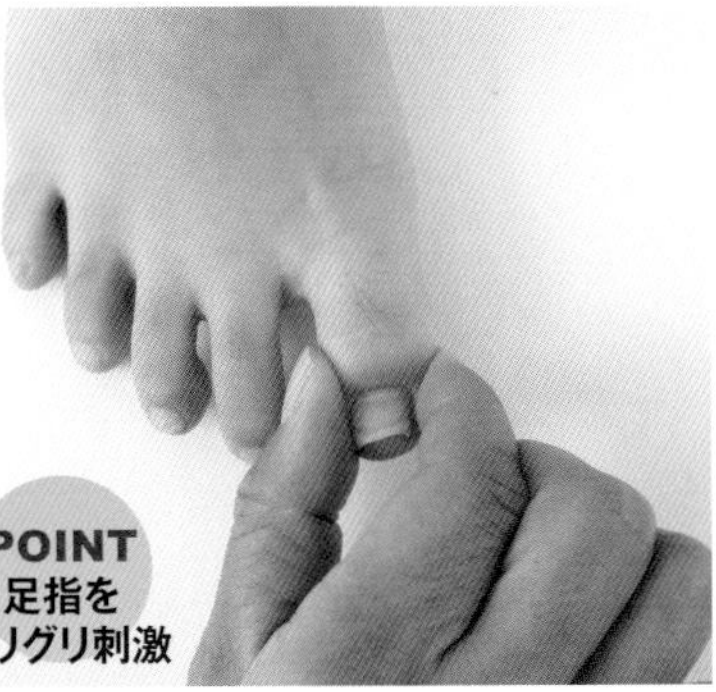

子どもの足の親指の井穴を、親御さんの利き手の親指と人さし指でつまみます。そのままグリグリと子どもの親指を回すように、10回ほどもみほぐします。いきなり強くもまず、少しずつ力を込めましょう。

小指まで順に刺激したら反対側の足の井穴も同様に、1本ずつ刺激していきます。自律神経を整える効果があります。

鼻水に効く

うまく鼻がかめないと苦しさ倍増

鼻の中にウイルスや細菌が入り込んで炎症が起きると、体は防御反応として粘液をたくさん出し、ウイルスや細菌を体の外に追い出そうとします。これが鼻水の正体で、ウイルスや細菌の死がい、ウイルスと戦った白血球が多く含まれる鼻水は、黄色くネバネバします。

低年齢の子どもはうまく鼻をかめず、口呼吸も思うようにできないため、呼吸が苦しくなりがち。ツボ療法を行いつつ、鼻吸い器などを使ってこまめに鼻水を取り去ってあげましょう。

❶天門（てんもん）

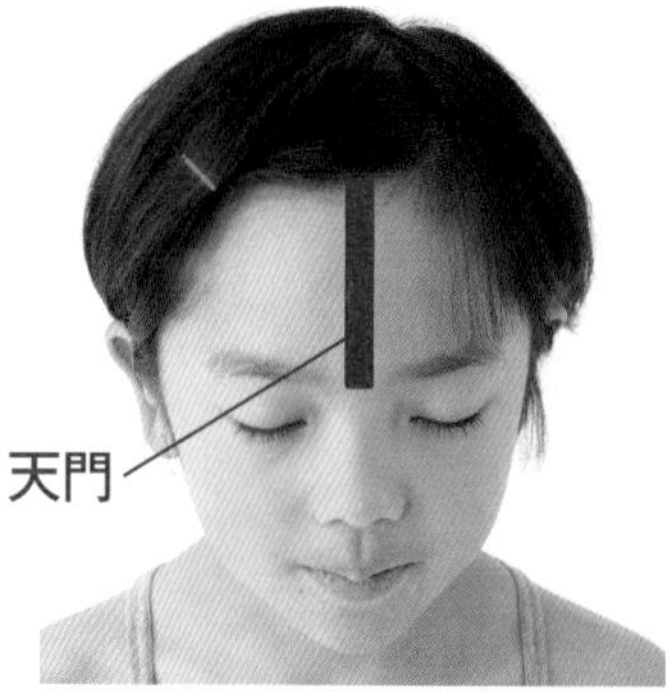

眉間の中央から、上へたどっていきます。髪の生えぎわに当たるまでのラインがツボ。一点ではなく、線そのものをツボと考えます。

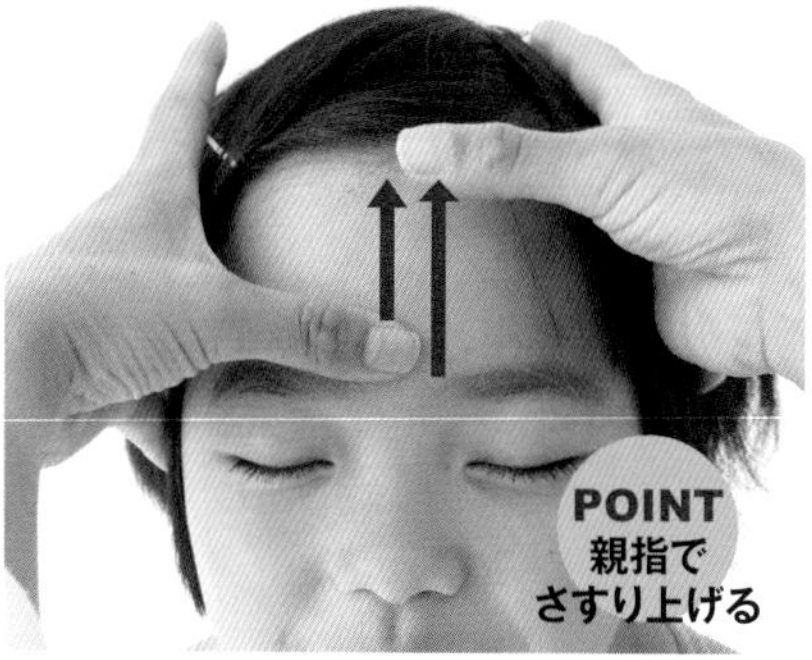

子どもと向き合って座るか、子どもをあおむけに寝かせ、親御さんの右手の親指の腹で、天門を下から上に向かってさすり上げます。続いて左手の親指で同様に下から上へとさすり上げましょう。左右交互に50回、さすり上げます。力加減は軽くさする程度の優しさで構いません。下から上へという動きの向きを、間違えないようにしましょう。

❷ 身柱（しんちゅう）

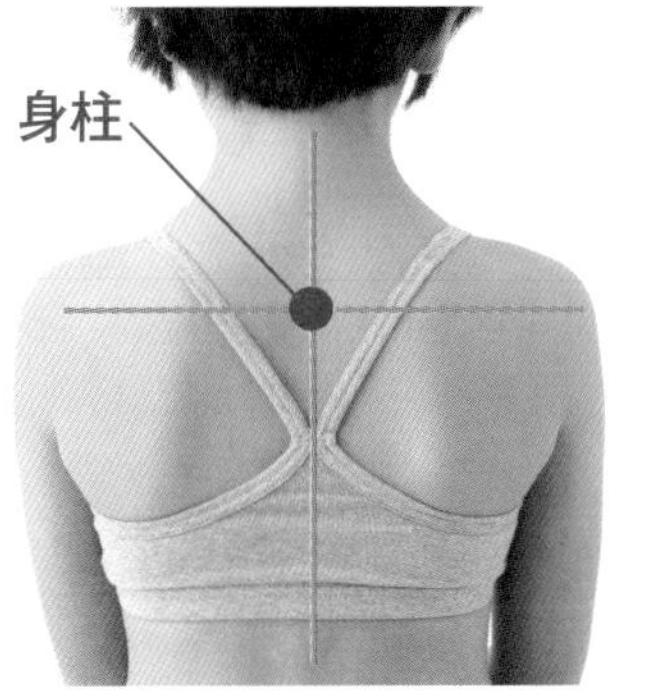

肩甲骨を指でなぞります。背骨に向かってもっとも出っ張っているところの高さで、背中の正中線（体の中心線）と交わるあたりのくぼみがツボです。

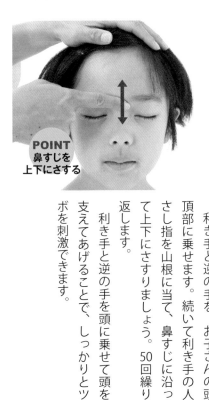

❸ 山根（さんこん）

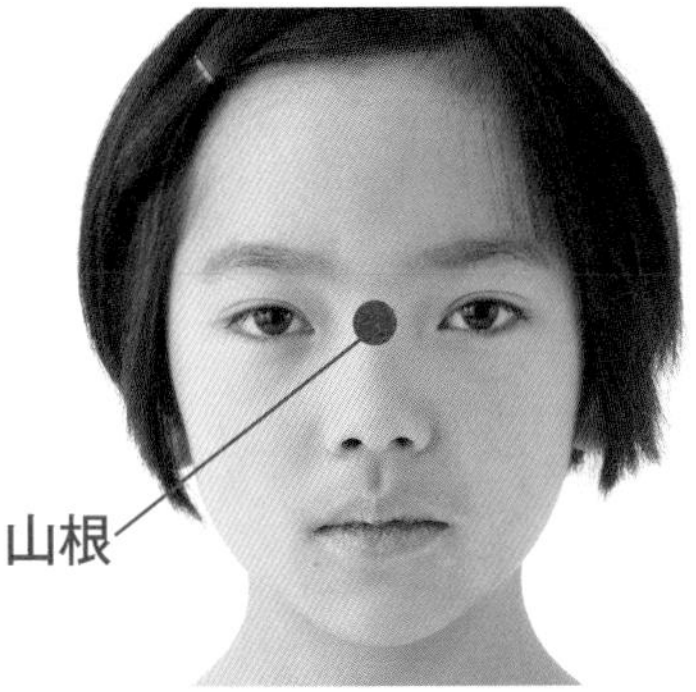

鼻すじを上へ向かってたどっていったとき、鼻の根元の一番低くなっているところがツボです。両目のちょうど中間に位置しています。

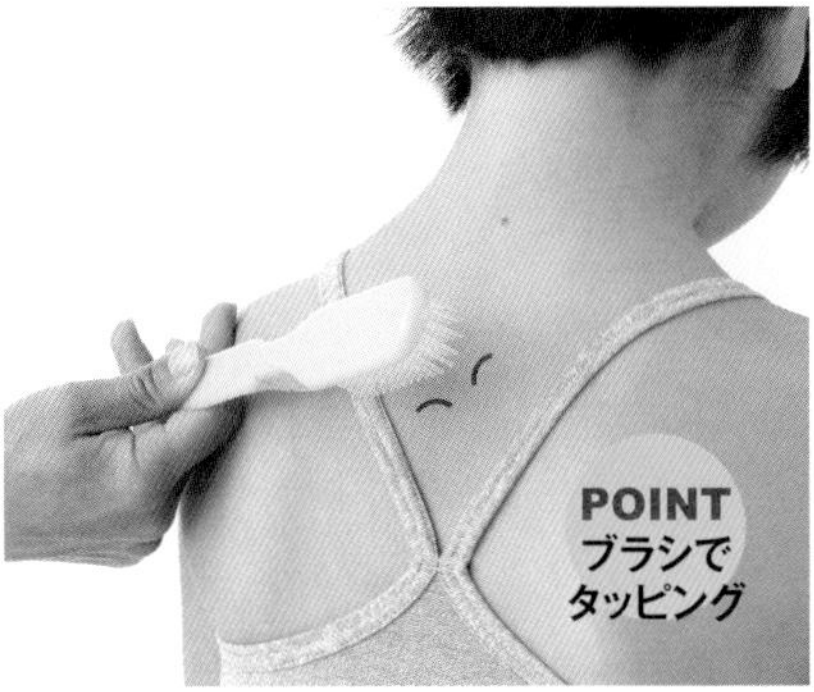

毛先が柔らかい、ナイロン製のヘアブラシを使います。身柱を中心に、その周辺をヘアブラシでリズミカルに100回ほどタッピングしましょう。低年齢のお子さんの場合、うつぶせに寝かせてあげて刺激するのがおすすめです。

くしゃみや鼻づまりなど、かぜの悪化予防によく効きます。

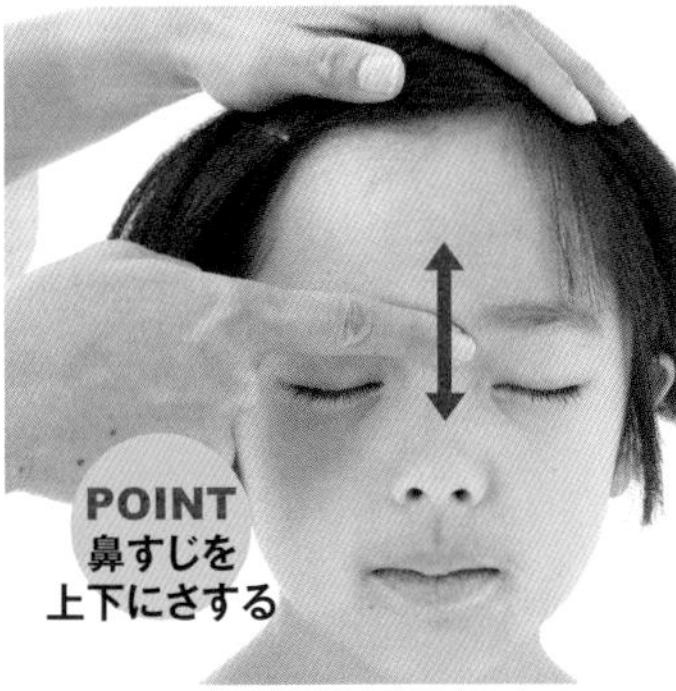

利き手と逆の手を、お子さんの頭頂部に乗せます。続いて利き手の人さし指を山根に当て、鼻すじに沿って上下にさすりましょう。50回繰り返します。

利き手と逆の手を頭に乗せて頭を支えてあげることで、しっかりとツボを刺激できます。

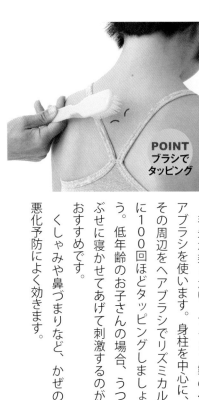

頭痛に効く

疾患と無関係の慢性頭痛に悩む子も

頭痛はかぜや副鼻腔炎など、細菌やウイルス感染によってしばしば起きる症状です。一方、原因となる疾患がなく、慢性的に繰り返す場合もあります。慢性頭痛の多くは、ストレスや緊張、疲労などが原因で起きる機能性のものと考えられ、片頭痛を抱えている子どももいます。

頭や首、おでこなどにあるツボを刺激してあげることで、頭痛の改善が期待できるでしょう。

突然、激しく痛がる場合は、危険な病気の恐れがあります。急ぎ受診するようにしてください。

❶百会（ひゃくえ）

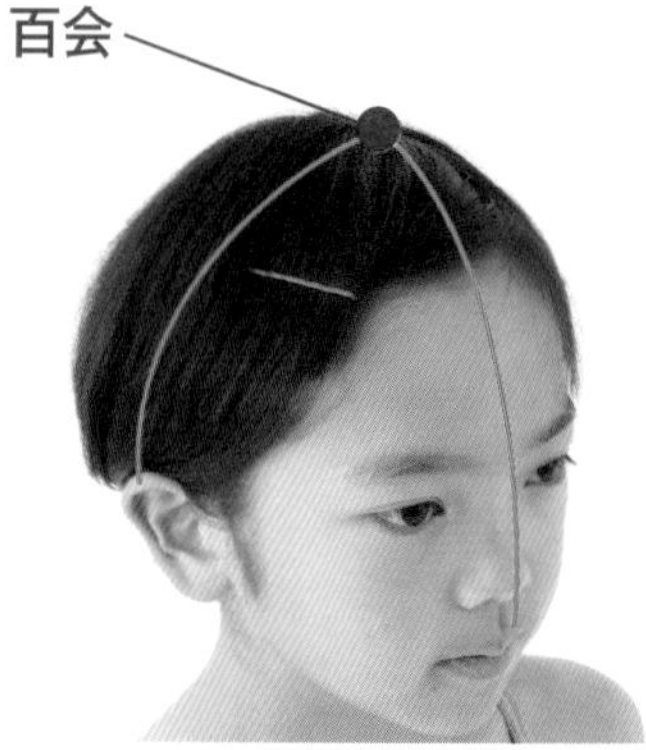

両耳と正中線（体の中心線）が交わるところです。左右の耳それぞれの一番高いところに親指を当て、頭頂部で中指が交わるところを探してもよいでしょう。

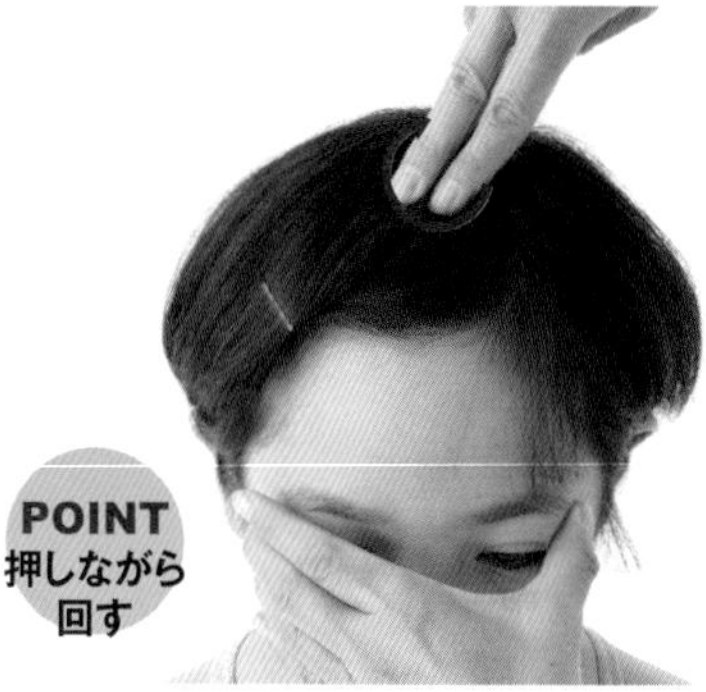

子どもを座らせるのが、刺激しやすくおすすめの体勢です。

親御さんの利き手の人さし指と中指の腹を百会に当て、反対の手の中指と親指の腹を子どもの左右のこめかみにそれぞれ当てて支えます。百会に当てた指がズレないようにやさしく押しながら、時計回りに100回ほど押し回しましょう。

②天門（てんもん）

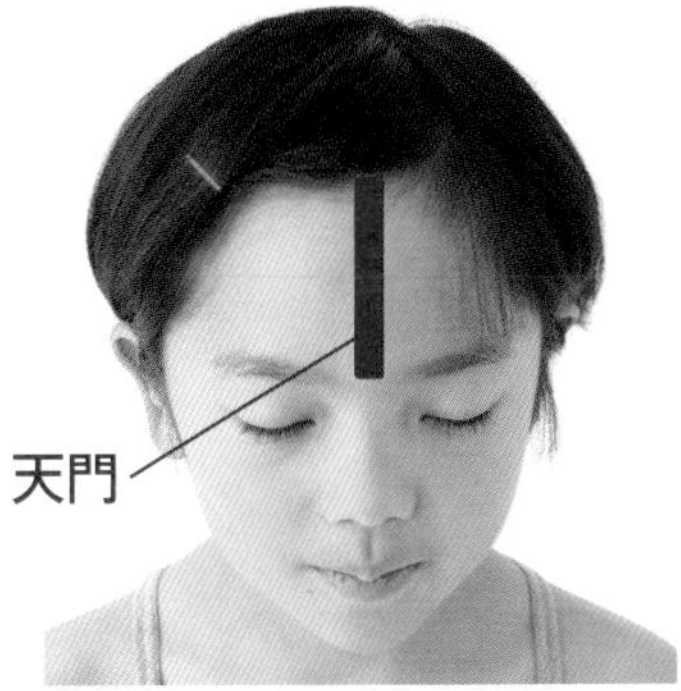

眉間の中央から、上へたどっていきます。髪の生えぎわに当たるまでのラインがツボ。一点ではなく、線そのものをツボと考えます。

③風池（ふうち）

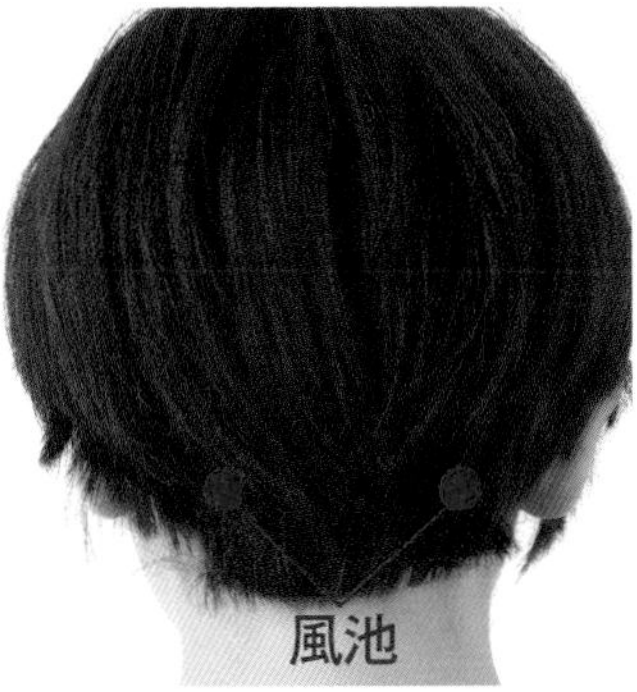

後頭部の中央、髪の生えぎわあたりのくぼみと、耳たぶの中間にツボがあります。くぼんでいて押すと響きます。

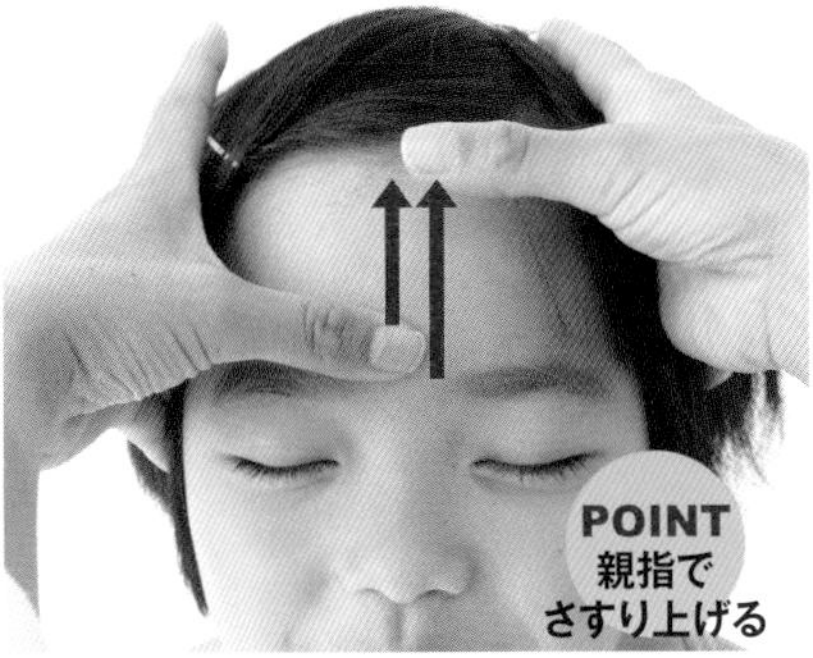

親御さんの右手の親指の腹で、天門を下から上に向かってさすり上げます。続いて左手の親指で同様に下から上へとさすり上げましょう。左右交互に50回、さすり上げます。

子どもと向き合って座ってもいいですし、低年齢の子どもであれば、あおむけに寝かせてさすってあげてもいいでしょう。

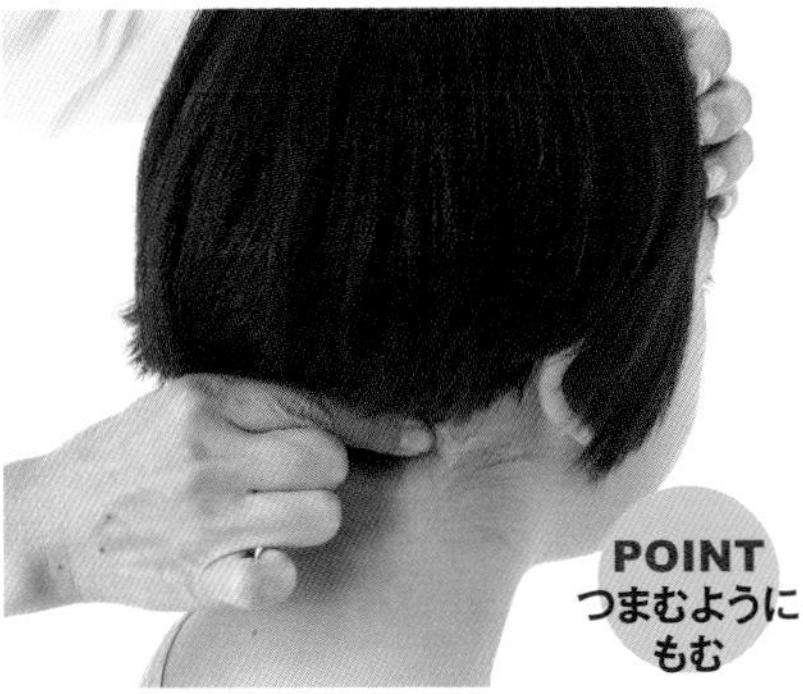

子どもをいすに座らせ親御さんは後ろに立ちます。親御さんの利き手の親指と人さし指の腹を、子どもの左右の風池にそれぞれ当てます。反対側の手は手のひらを子どものおでこに当て、体を支えてあげましょう。

そのうえで、利き手の親指と人さし指でつまむように、20回ほど風池をもんで刺激します。

喉の痛みに効く

喉の炎症をツボ療法でやわらげる

かぜのウイルスやインフルエンザウイルス、アデノウイルスなどのウイルスや細菌に感染すると、咽頭や扁桃が炎症を起こし喉の痛みを感じます。中でも溶連菌は強い喉の痛みをもたらすことで有名です。

食べ物や唾液が飲み込めないほど、つらい症状になることもしばしば。すみやかに症状を経過させるのにツボ療法が役立ちます。

自律神経のバランスを整える効果のある「少商」、免疫力を上げる働きがある「大椎」、扁桃炎をやわらげてくれる「天牖」のツボを刺激してあげましょう。

❶少商（しょうしょう）

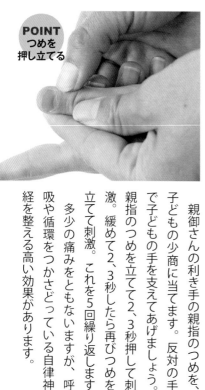

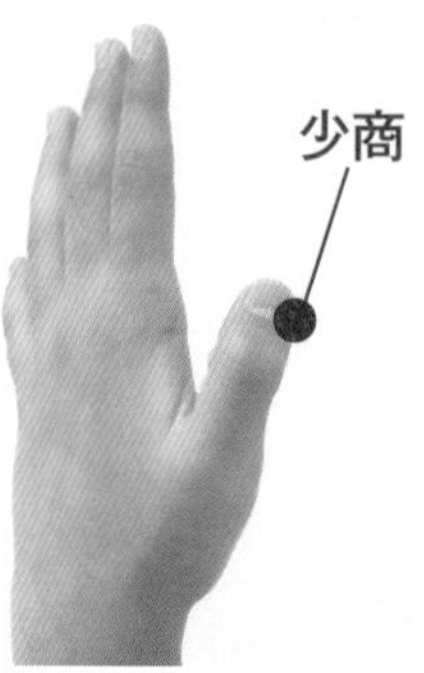

親指のつめの生えぎわの角。角は人さし指に近いほうと遠いほうの2か所にありますが、そのうちの遠いほうの角。左右の親指にあります。

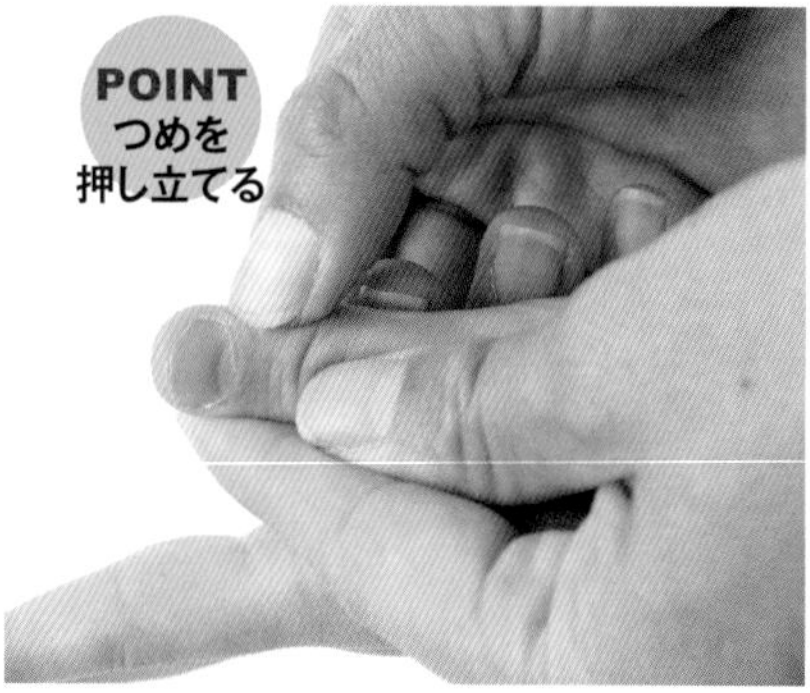

親御さんの利き手の親指のつめを、子どもの少商に当てます。反対の手で子どもの手を支えてあげましょう。親指のつめを立てて2、3秒押して刺激。緩めて2、3秒したら再びつめを立てて刺激。これを5回繰り返します。

多少の痛みをともないますが、呼吸や循環をつかさどっている自律神経を整える高い効果があります。

② 大椎（だいつい）

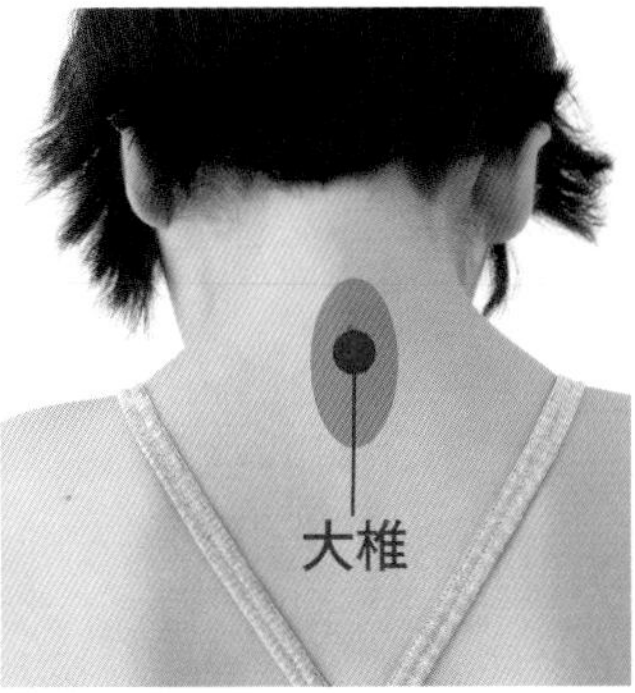

子どもの首を前に倒します。このとき首のつけ根に飛び出る骨の出っ張りを探しましょう。そのすぐ上にあるくぼみが、ツボです。

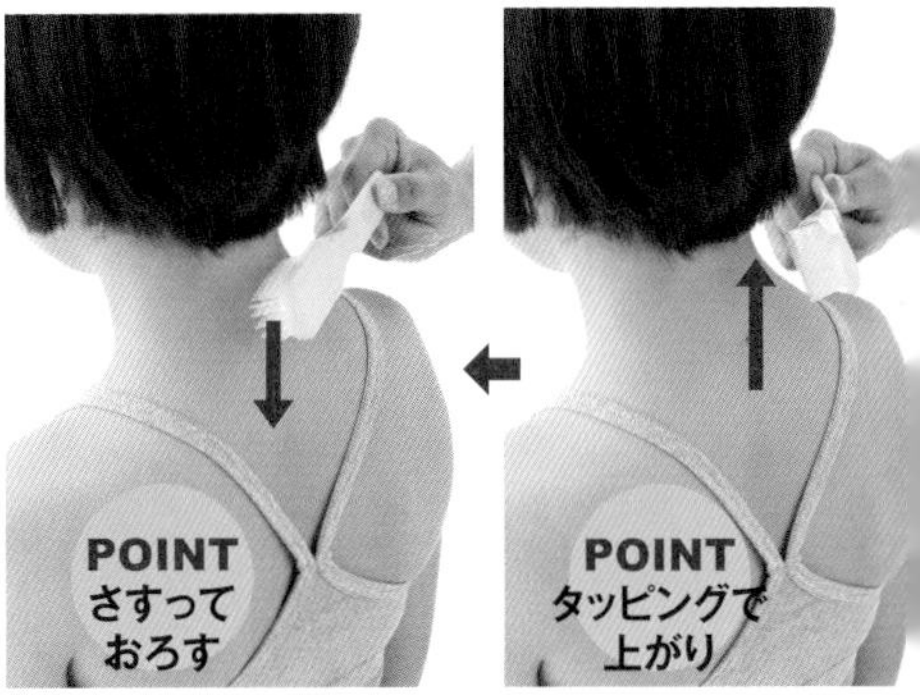

大椎を中心に喉の裏側をまんべんなく刺激することで、喉の炎症を鎮める効果が期待できます。

毛先が柔らかい、ナイロン製のヘアブラシを使います。大椎を中心にうなじ全体を、下から上にタッピングで上がり、優しくさすり下ろしましょう。移動する速さは1秒間に5センチが目安。30秒間、続けます。

③ 天牖（てんゆう）

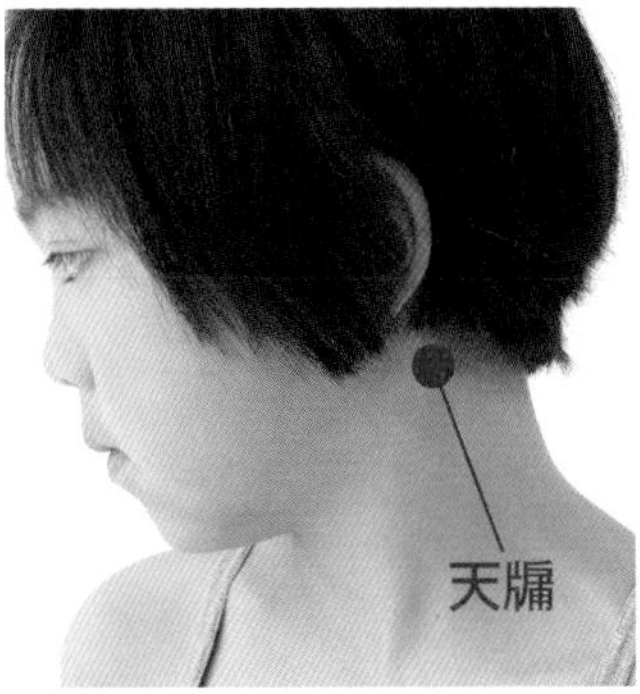

顔を右に向けると左の耳の後ろに盛り上がる筋肉（胸鎖乳突筋）があります。この後ろ縁で耳の下縁の高さにあるくぼみです。左右とも刺激しましょう。

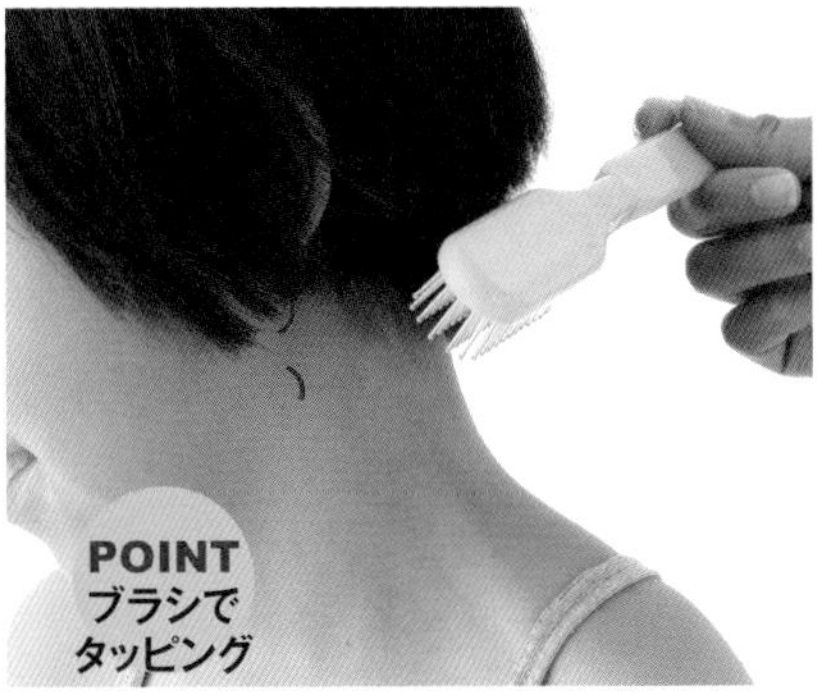

ヘアブラシを使います。まずは左側の天牖を中心に、その周辺をヘアブラシでリズミカルにタッピングしましょう。刺激が弱すぎると効果が出ないので、皮膚が赤みがかる程度の強さでタッピングするのがコツです。20秒ほど行います。続いて右側の天牖も同様にヘアブラシで刺激します。

かぜなどの感染症に対して、大人、子ども問わず有効なツボ治療です。

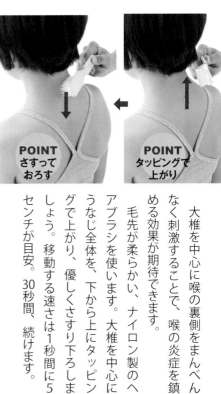

咳《せき》に効く

気道付近のツボを刺激する

細菌やウイルスが体の中に入り込むと、粘液といっしょに体の外へ追い出そうと咳が出ます。体の防衛反応であり、治癒反応ではありますが、咳が続くと体力を消耗してしまいます。すみやかに経過するために、ツボ療法をしてあげましょう。

刺激するのは、背中側にある「定喘」と「肺兪」、胸側にある「兪府」。気道付近の胸側、背中側にあるツボをそれぞれ刺激し、咳を鎮めるのが狙いです。

長引くようならかぜ以外の病気の可能性があるので、受診するようにしましょう。

❶定喘（ていぜん）

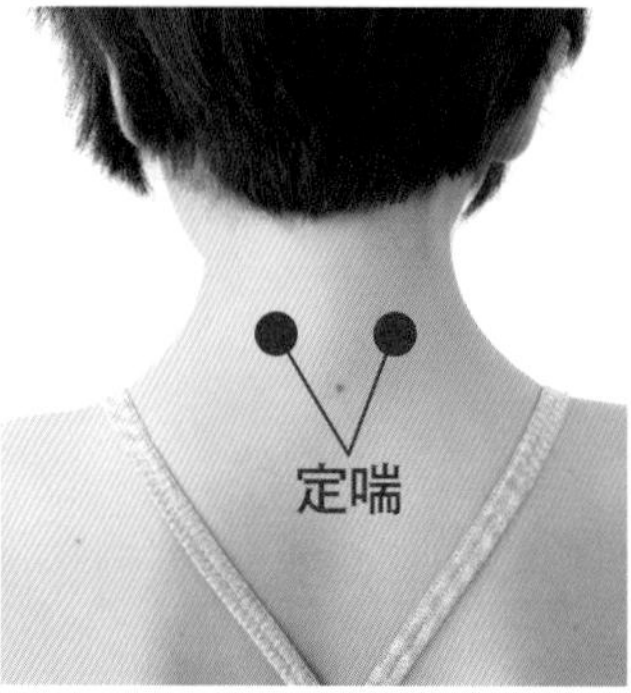

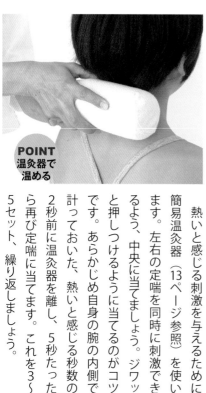

子どもの頭を前に倒します。このとき首のつけ根に飛び出る骨の出っ張りを探しましょう。そのすぐ外側がツボです。左右にあります。

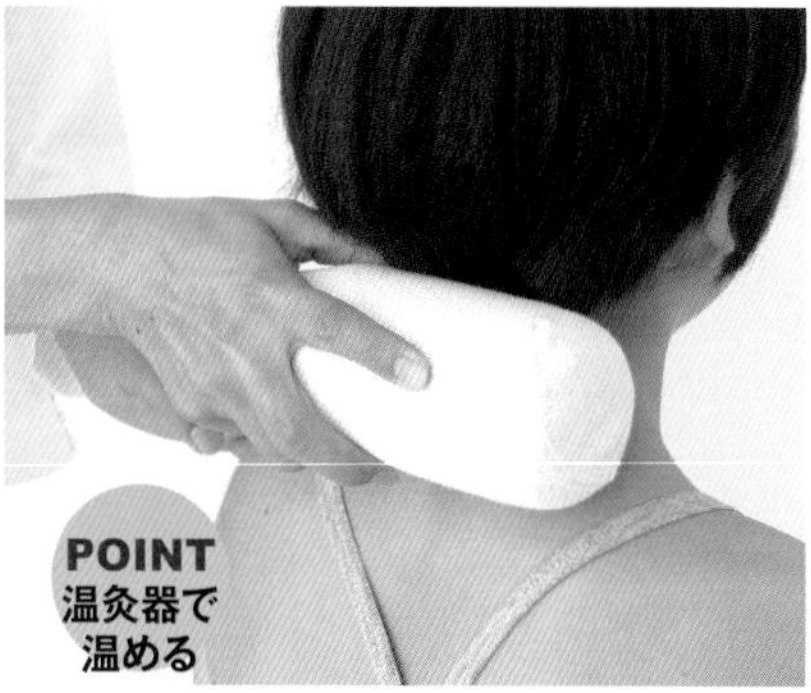

熱いと感じる刺激を与えるために簡易温灸器（13ページ参照）を使います。左右の定喘を同時に刺激できるよう、中央に当てましょう。ジワッと押しつけるように当てるのがコツです。あらかじめ自身の腕の内側で計っておいた、熱いと感じる秒数の2秒前に温灸器を離し、5秒たったら再び定喘に当てます。これを3〜5セット、繰り返しましょう。

② 肺兪（はいゆ）

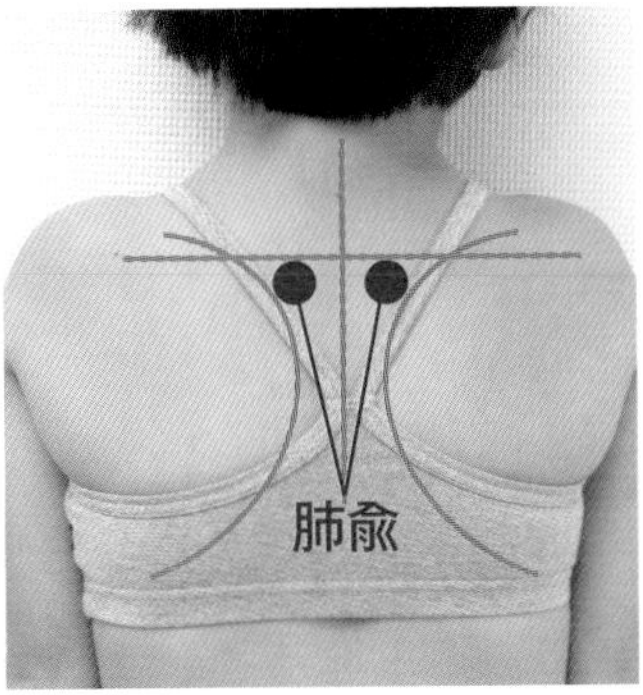

肩甲骨が背骨に向かってもっとも出っ張っているところの高さで、背骨のきわから子どもの親指幅1本分外側に離れたところ。左右にあります。

③ 兪府（ゆふ）

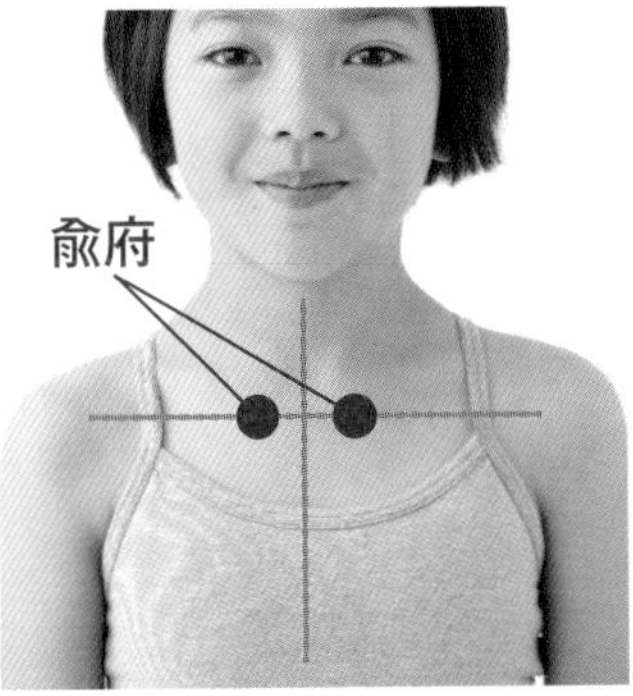

鎖骨の下縁を、外側から内側に向かってたどります。中央の骨にぶつかって止まるあたりがツボです。正中線（体の中心線）より3センチほど外側が目安です。

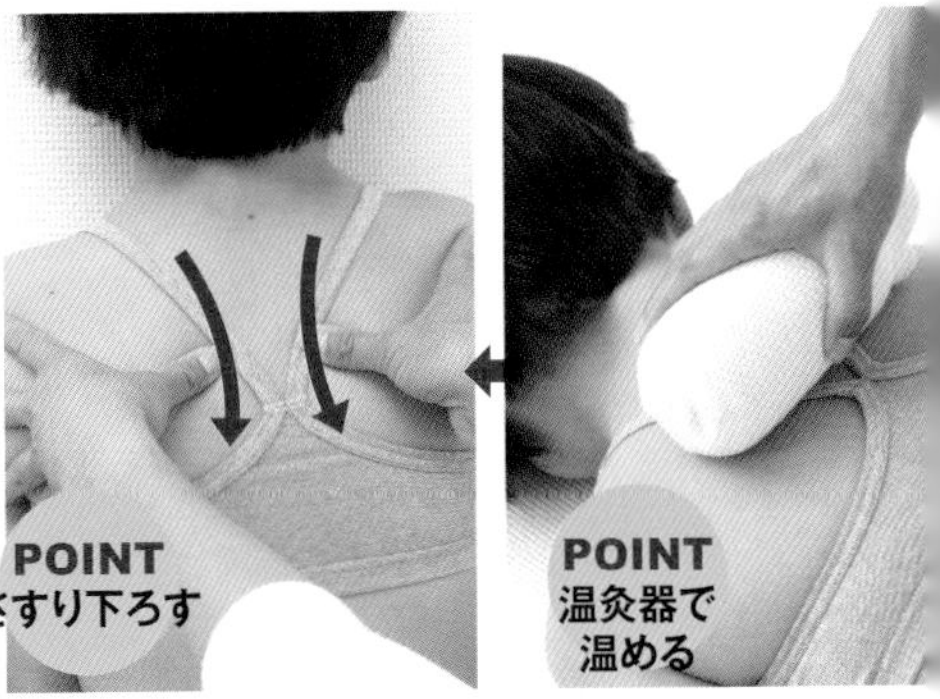

簡易温灸器（13ページ参照）を左右の肺兪の中央に当てます。あらかじめ自身の腕の内側で計っておいた、熱いと感じる秒数の2秒前に温灸器を離し、3秒たったら再び当てましょう。これを3～5セット繰り返します。

続いて左右の親指の腹を肩甲骨の内縁（背骨側）のくぼみに当てます。肩甲骨に沿って上から下へと、50回ほどさすり下ろしましょう。

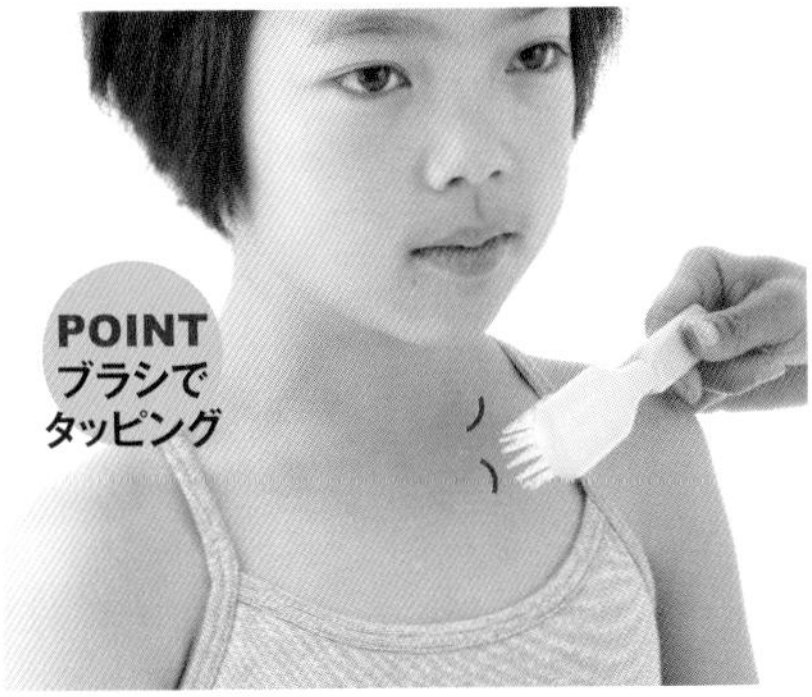

ヘアブラシを使います。兪府を中心に、その周辺をヘアブラシでリズミカルにタッピングしましょう。左右それぞれ30～50回ほど行います。

痛みを感じやすいツボなので、子どもの様子を見ながら、力加減を調整するようにしてください。

小児ぜんそくに効く

発作にも予防にもツボ療法を

気管支が炎症を起こすと空気の通り道である気道が狭くなるため、呼吸困難や咳《せき》、痰《たん》などが生じます。気管支が炎症を起こすのは、ハウスダストや花粉などによるアレルギー反応と考えられます。小児ぜんそくの多くは、アレルゲンの除去やアレルギー体質改善に取り組むことで、成長とともに改善するといわれます。

発作がないとき、発作が出たときそれぞれに有効なツボ療法を行いましょう。れんこんの絞り汁にしょうがの絞り汁を混ぜて飲むのも、補足療法としておすすめです。

❶定喘（ていぜん）

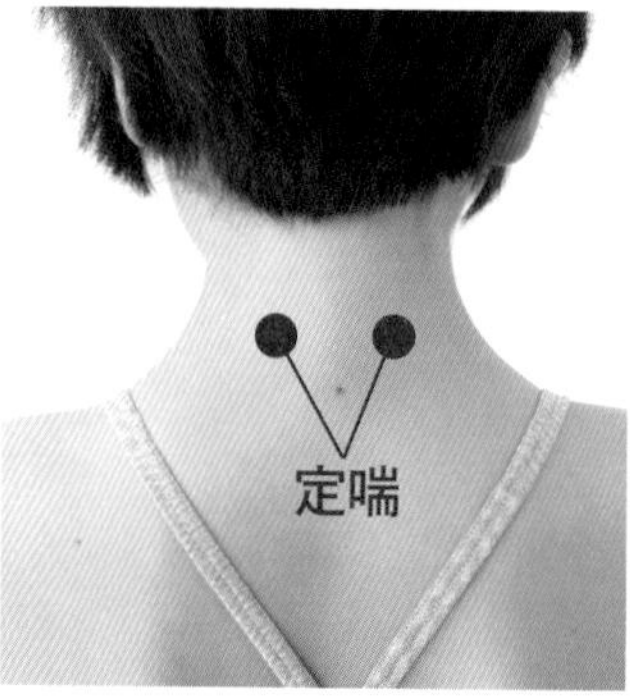

子どもの頭を前に倒します。このとき首のつけ根に飛び出る骨の出っ張りを探しましょう。そのすぐ外側がツボです。左右にあります。

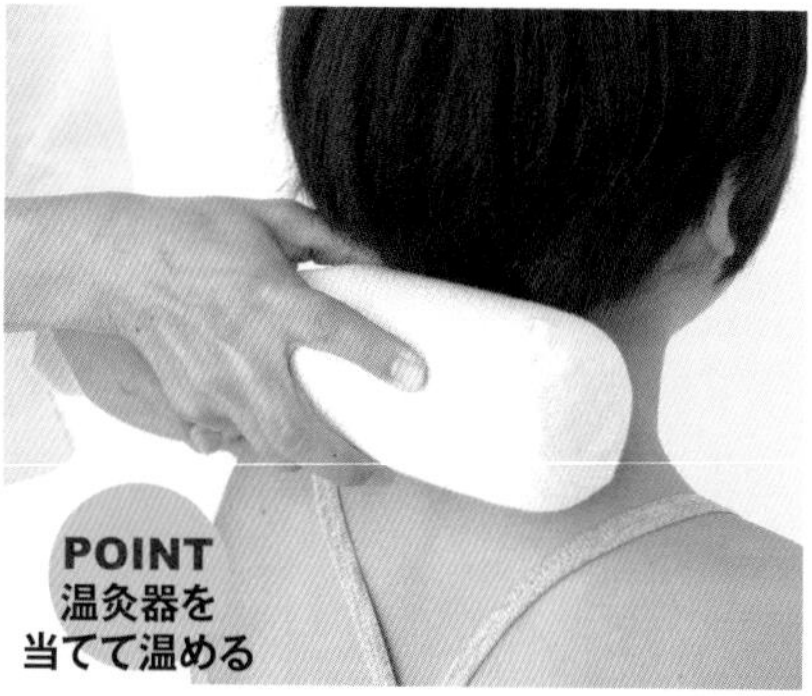

簡易温灸器（13ページ参照）を定喘に当てます。左右の定喘を同時に刺激できるよう、中央に当てましょう。あらかじめ自身の腕の内側で計っておいた、熱いと感じる秒数の2秒前に温灸器を離し、5秒たったら再び定喘に当てます。

これを3~5セット、繰り返しましょう。

❷ 身柱（しんちゅう）

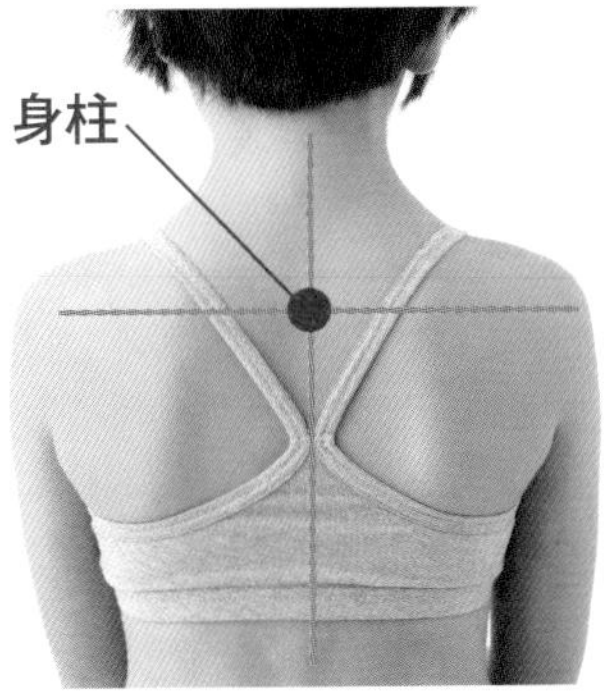

肩甲骨を指でなぞります。背骨に向かってもっとも出っ張っているところの高さで、背中の正中線（体の中心線）と交わるあたりのくぼみがツボです。

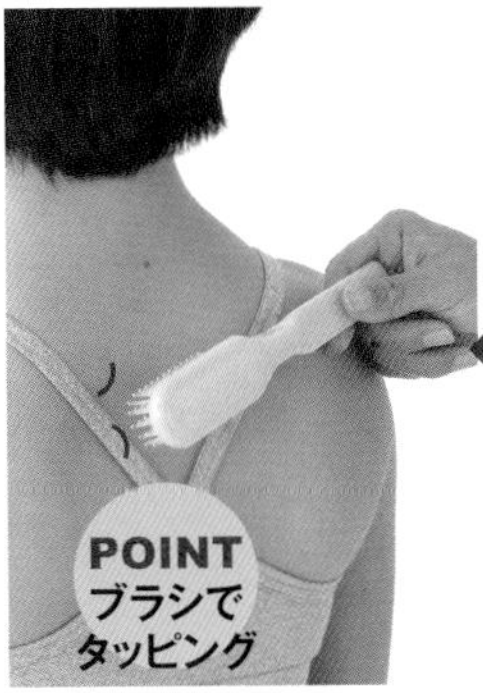

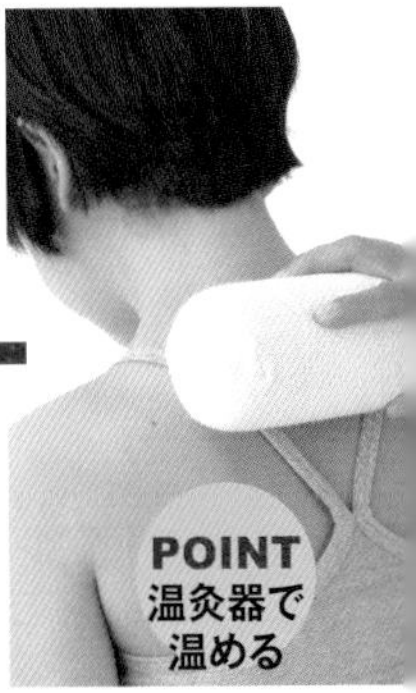

簡易温灸器（13ページ参照）を当てます。自身の腕の内側で計っておいた、熱いと感じる秒数の3秒前に温灸器を離し、2秒たったら再び当てます。3回繰り返しましょう。続いて❶の定喘と身柱を中心に、ヘアブラシで下から上にタッピングで上がっては、優しくさすり下ろすこと1分。発作が出ているときも、日ごろも行えるツボ療法です。

❸ 帯脈（たいみゃく）

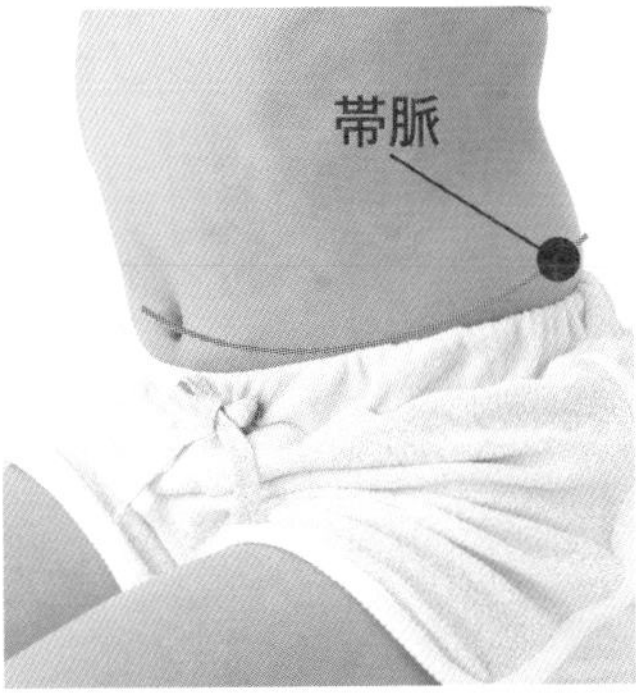

わき腹の幅の中間点あたり、おへその高さにあるツボです。おへそから外側に向かって手を水平に動かし、真横に達したところ。左右それぞれにあります。

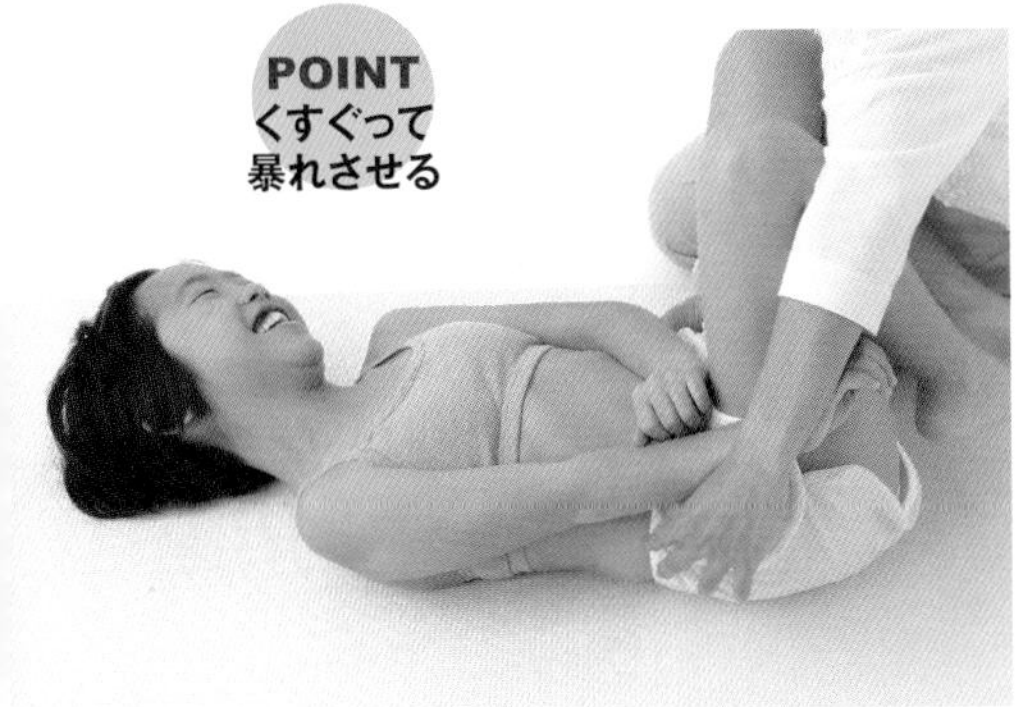

子どもをあおむけに寝かせ、帯脈をくすぐります。体を動かすことで骨格の構造的なゆがみを調整し、全身のバランスを整えるのが狙いですから、反応が弱くてはダメ。手足をバタつかせてくすぐったがるぐらいの強さで、くすぐってあげましょう。発作の最中や、発作が出そうなときはやりません。予防療法として行いましょう。

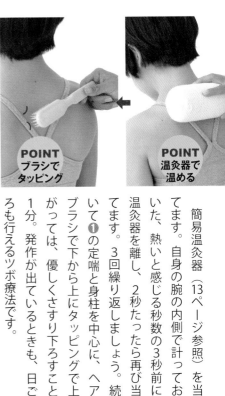

腹痛に効く

手を当てるだけで胃腸は反応する

便秘や食べすぎ、冷たいもののとりすぎなどによる一時的なものから、重大な病気のサインとして表れるものまで、さまざまな腹痛があります。急いで治療を始めないと危険な場合もあるので、急に激しく痛がる、痛みが長引くなどの場合は必ず受診しましょう。

「手当て」という言葉があるように、ツボ療法せずとも手を当てているだけで、症状が改善することもあります。特に子どもの胃腸は反応が早いので、その傾向が顕著。親御さんが手をこすって温めてから当てることで、効果がより高まります。

❶中脘（ちゅうかん）

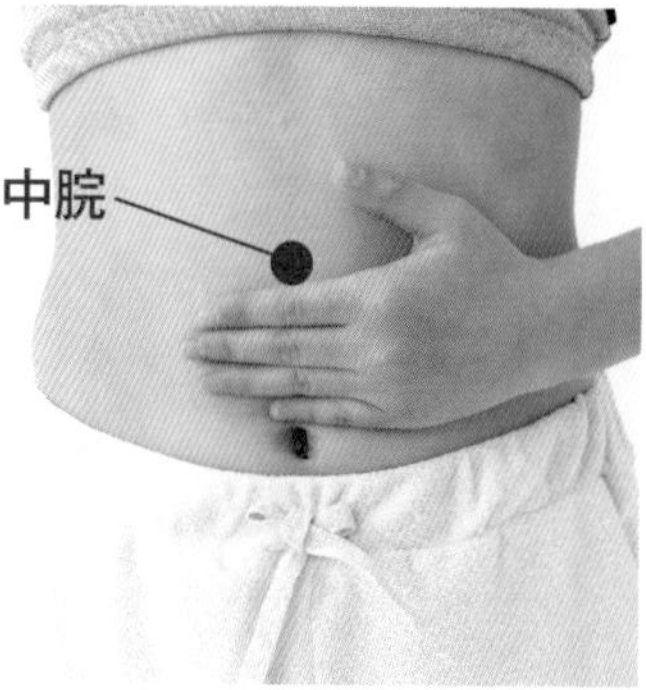

おへそから真っすぐ上がるとみぞおちに達します。おへそとみぞおちの中間点がツボ。人さし指から小指の4本分、おへそから上がったあたりが目安です。

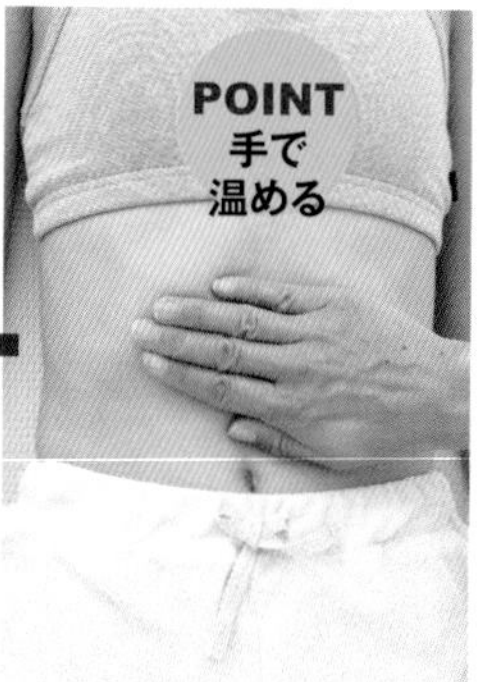

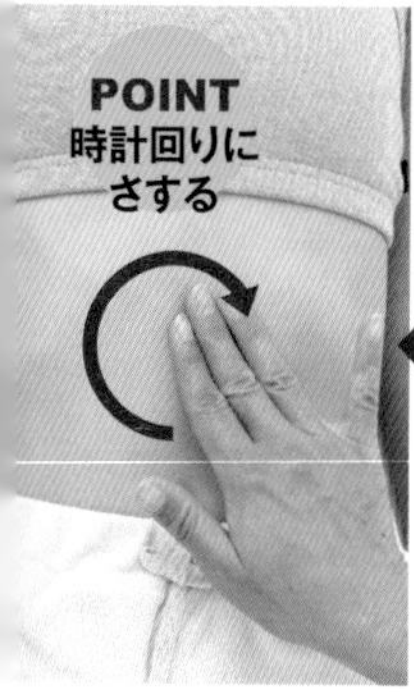

子どもをあおむけに寝かせます。親御さんの両手のひらを熱くなるまでこすり、利き手を子どもの中脘に当てます。そのまま30秒ほどキープしましょう。何もせず、ただ手を置くだけで効果があります。

続いて、利き手の人さし指、中指、薬指の3本指の腹で、時計回りに優しく30秒ほどさすります。

② 天枢（てんすう）

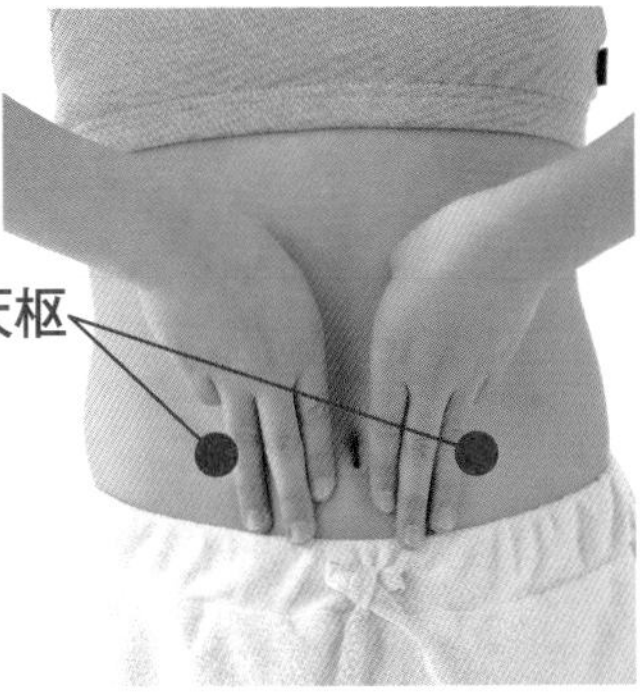

おへそと同じ高さで、子どもの人さし指から中指までの3本指幅分離れたところにあります。左右とも刺激しましょう。

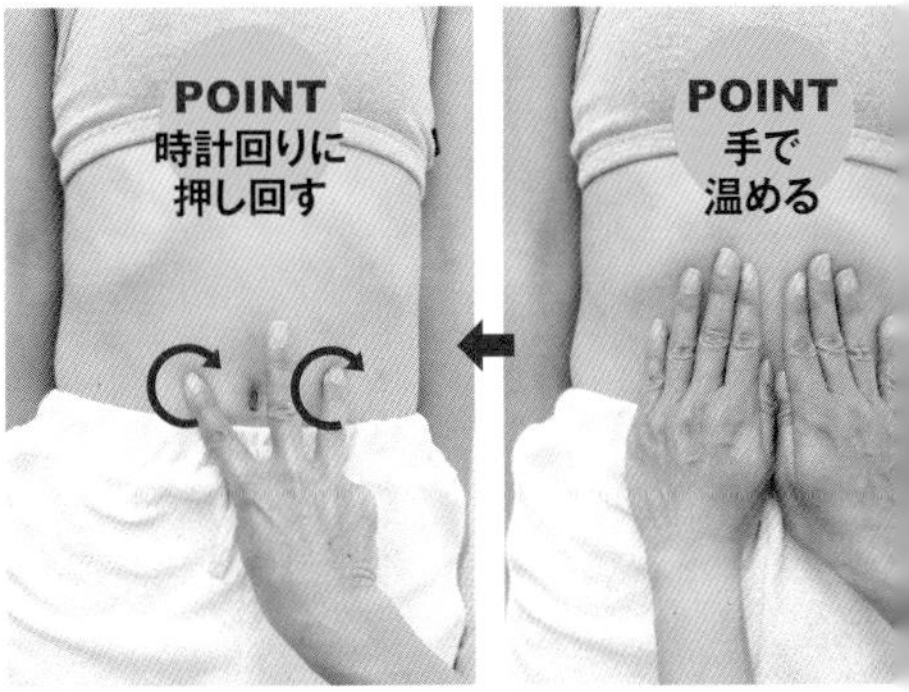

子どもをあおむけに寝かせます。親御さんの両手のひらを熱くなるまでこすり、左右それぞれの天枢に手のひらを当てて30秒ほどキープしましょう。

続いて、利き手の人さし指と薬指を左右の天枢にそれぞれ当てます。指先がズレないよう押しながら、時計回りに優しく50回ほど押し回しましょう。

③ 脊柱（せきちゅう）

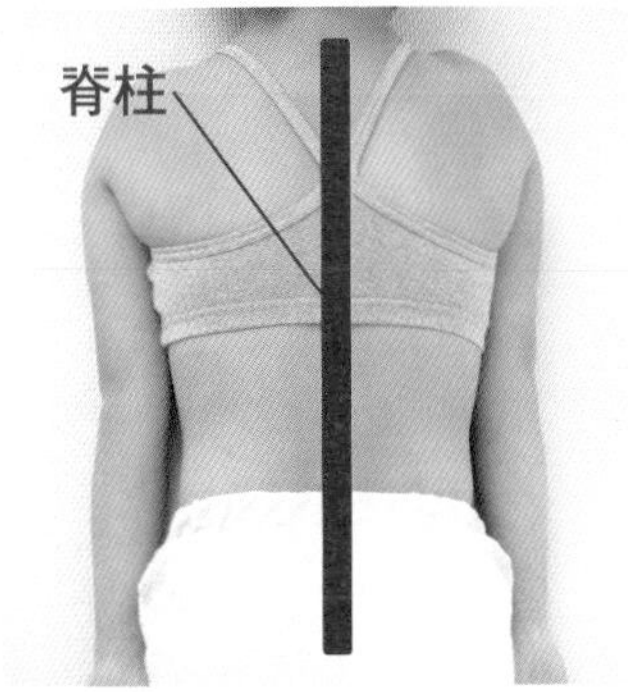

脊柱とは背骨の正式名称で、解剖学上の名前がそのままツボの名前になっています。体の背面、首のつけ根からおしり下部までのラインをツボと考えます。

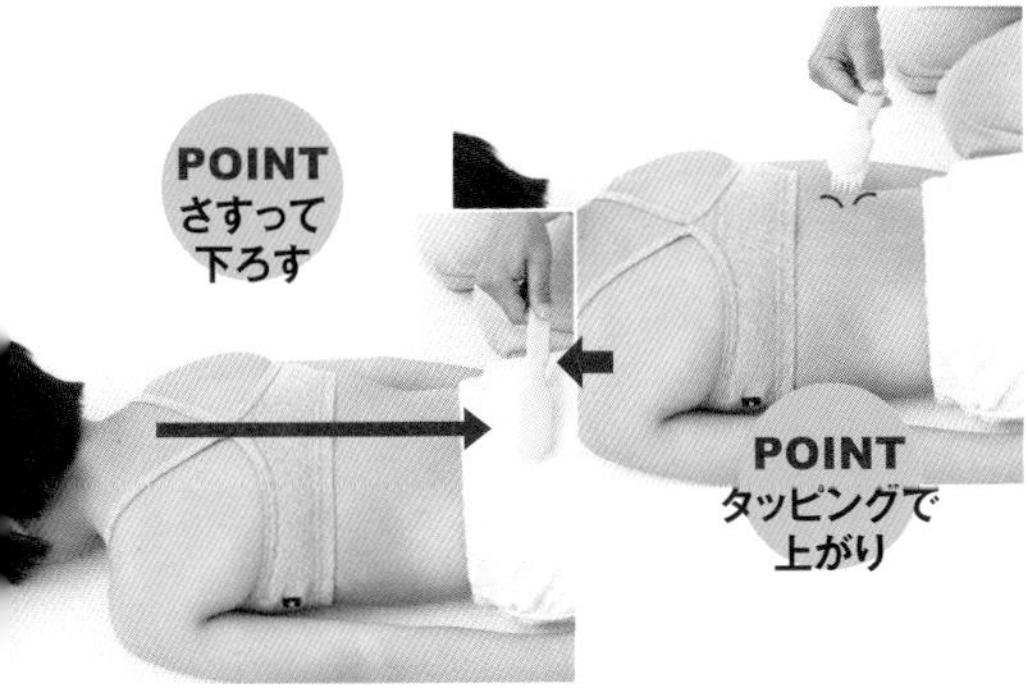

毛先が柔らかい、ナイロン製のヘアブラシを使います。脊柱を中心にその両側の範囲を下から上へとタッピングしながら上がり、優しくこすり下ろします。

ブラシは1秒間に5センチ動かすのが基本の速度。「いい子ね～」と子どもをなでるときの速度を目安に動かすと、癒しモードに導かれます。1分ほど続けましょう。

下痢に効く

細菌、ウイルス感染が主な原因

細菌やウイルス感染による下痢が多いですが、アレルギーやストレスにより下痢が引き起こされることもあります。特に低年齢の子どもは消化器系が未発達で下痢をしやすい傾向があるようです。

下痢が止まらない、尿が出ない、ぐったりしている、発熱、嘔吐などほかの症状も出ているなら急ぎ受診するべきですが、機嫌よく食べて飲んで眠れていれば、様子を見ても大丈夫でしょう。

様子の急変に注意しつつ、ツボ療法で腸の状態を整えてあげましょう。

❶ 止痢（しり）

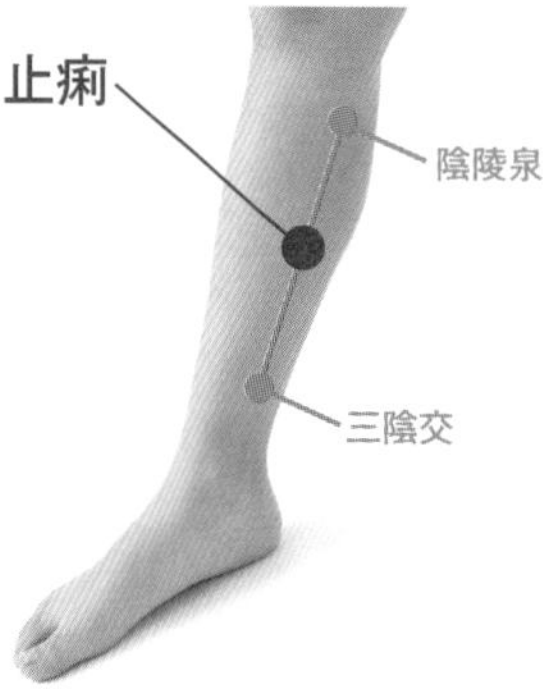

三陰交（人さし指から小指の4本指幅分、内くるぶしから上がったところ）と、陰陵泉（三陰交からすねの骨をたどり指が止まるところ）の中間です。

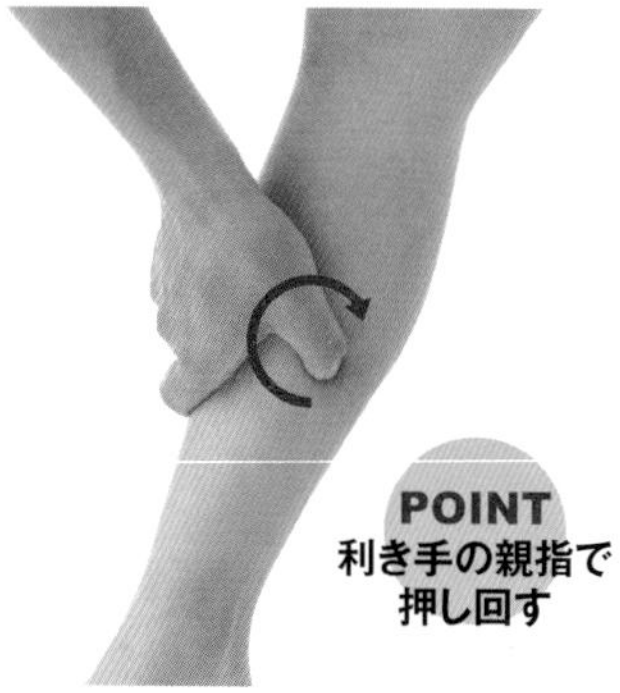

利き手の親指を止痢に当てます。ほかの4本指を止痢の真裏に当てて足を支えます。親指がズレないように押しながら10回押し回し、続いて反対足の止痢も同様に刺激します。

止痢は小児推拿《すいな》のツボであり、小児推拿は回数を多く刺激するのが特徴です。10回と非常に少ないのは、さするのではなく押し回しだから。しっかりと押して刺激しましょう。

② 腹（はら）

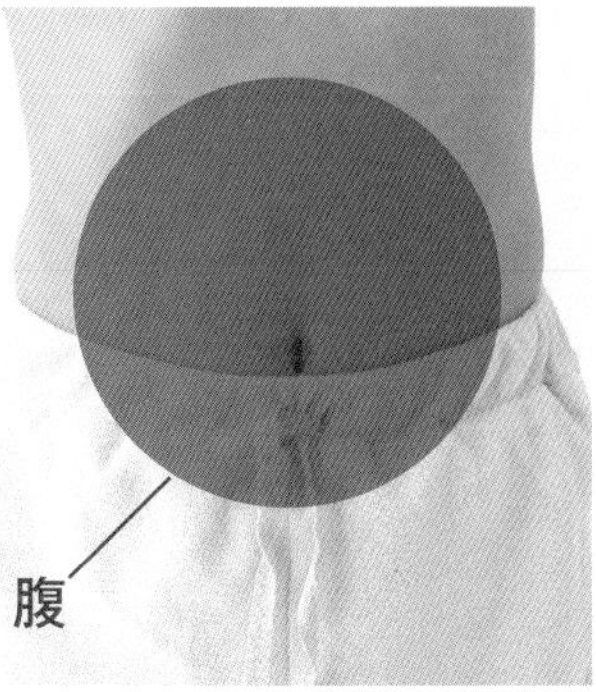

おなか全体。小児のツボ療法では点だけでなく、広い面もツボとして考えます。

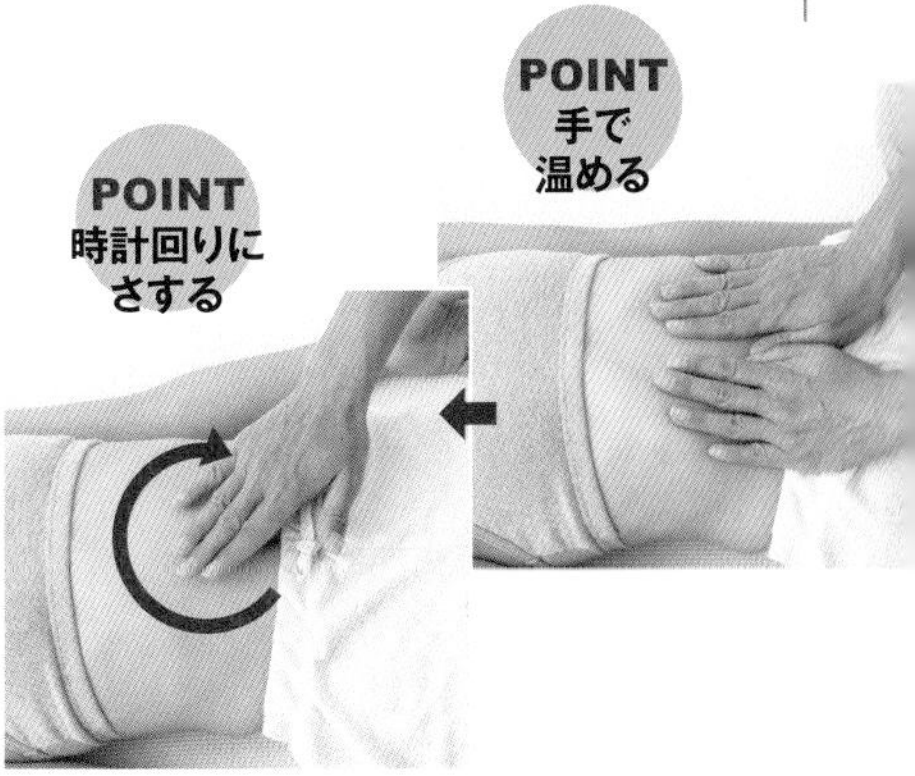

下痢を止めるには、おなかを温めるのが効果的。

まずは子どもをあおむけに寝かせます。親御さんの両手のひらを熱くなるまでこすり合わせてから、両手の手のひらを子どものおなかに当てましょう。30秒たったら、今度は時計回りに30回ほど優しくさすります。押さずにさすること、温めた手でさすることがポイントです。

③ 脊柱（せきちゅう）

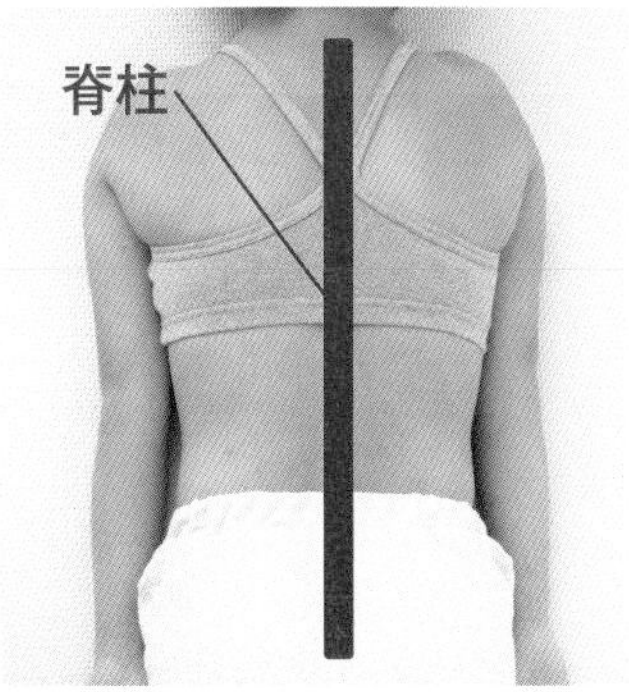

脊柱とは背骨の正式名称で、解剖学上の名前がそのままツボの名前になっています。体の背面、首のつけ根からおしり下部までのラインをツボと考えます。

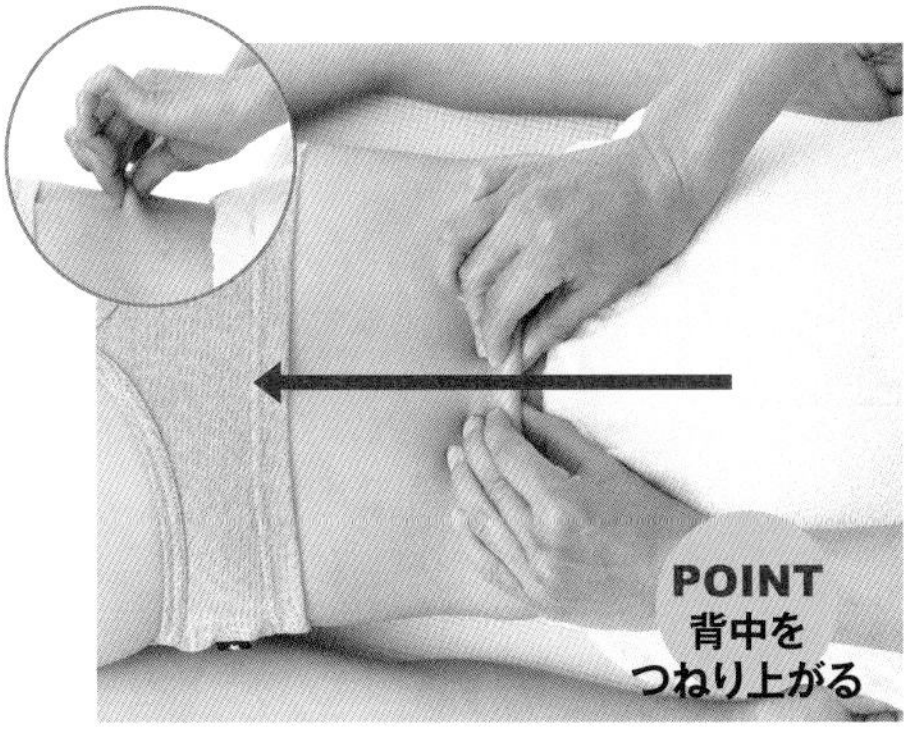

捏脊《ねっせき》（14ページ参照）をします。子どもをうつぶせに寝かせ、親御さんの左右の親指、人さし指、中指をおしり下部に置きます。人さし指、中指を前に送り、肌に密着したまま親指をたぐり寄せて皮膚をつまみ上げます。これを繰り返し首のつけ根まで上がったら、背骨をさすり下ろして再びつまんで上がっていきます。3~5回繰り返し、最後の1回は三捏一提《さんねついってい》で行いましょう。

嘔吐《おうと》に効く

ストレスや頭部の強打で吐くことも

細菌やウイルスに感染すると、下痢とセットで嘔吐も症状として表れます。ストレス性の胃腸障害によって吐くこともあります。ほかに嘔吐の指令を出す中枢神経は脳にあるため、頭を強く打ったために嘔吐する場合もあります。頭を打って吐いたり、繰り返し吐いたり、尿が出ないなど脱水の症状が見られたりするときは、急ぎ受診するようにしましょう。

ツボ療法の補助療法として、すり下ろしたしょうがの絞り汁を1対4の割合で冷水で割り、飲むのもおすすめです。

❶内関（ないかん）

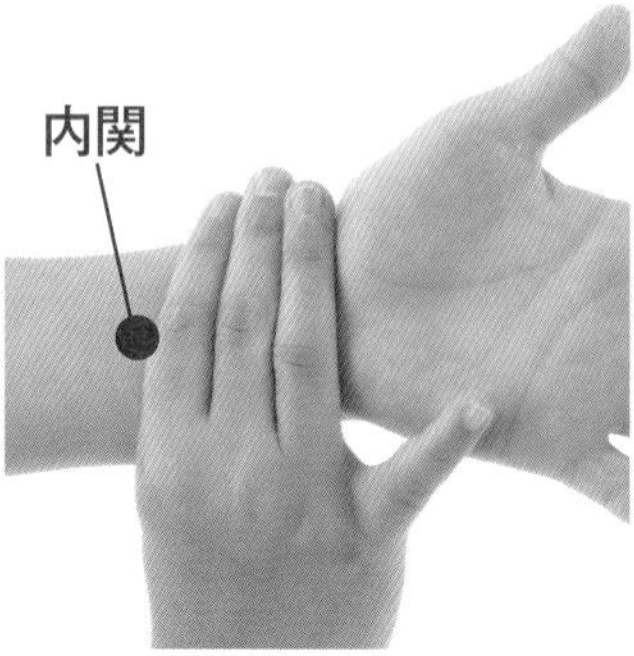

手のひら側の手首にあるしわから、子どもの指の幅3本分（人さし指、中指、薬指）、ひじに寄ったところ。腕の幅の真ん中にツボがあります。

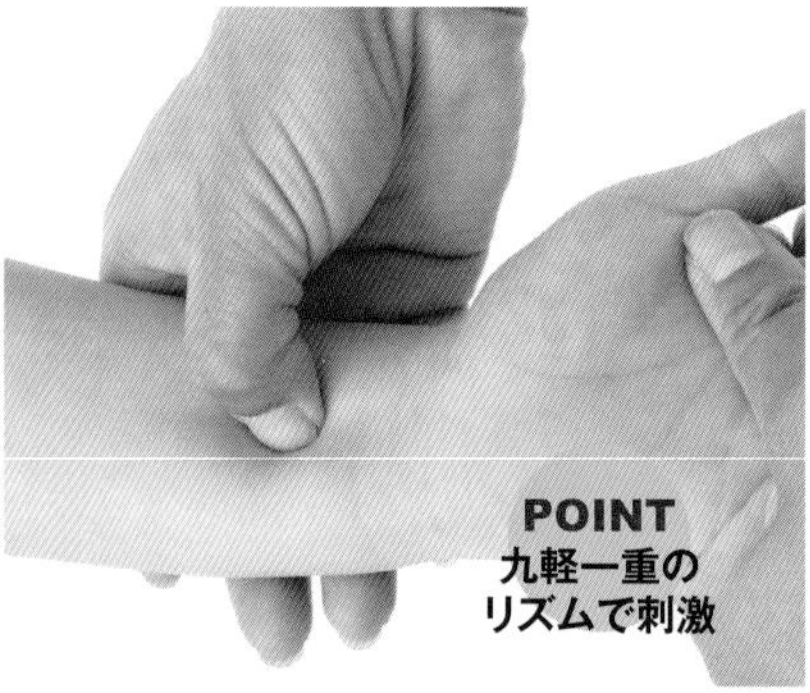

利き手の親指の先端を内関に当て、ほかの4本指を裏側に当てて腕を支えます。親指で軽く押しては緩めることを9回繰り返したら、10回目はジワーッと押し込んで3秒停止。この「九軽一重《きゅうけいいちじゅう》」のリズムで刺激します。

これを3セット繰り返したら、反対腕の内関も同様に刺激してあげましょう。

❷ 板門（はんもん）

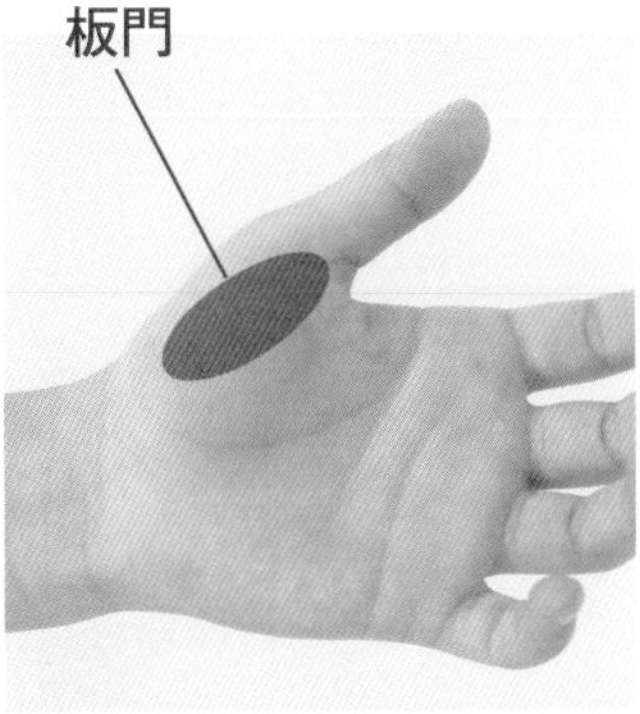

左手の親指の根元のふくらんでいる部分。点ではなくふくらみ全体をツボと考えます。小児推《すい》拿《な》は左だけ刺激することが多く、板門も左手のみ行います。

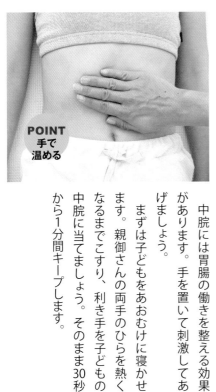

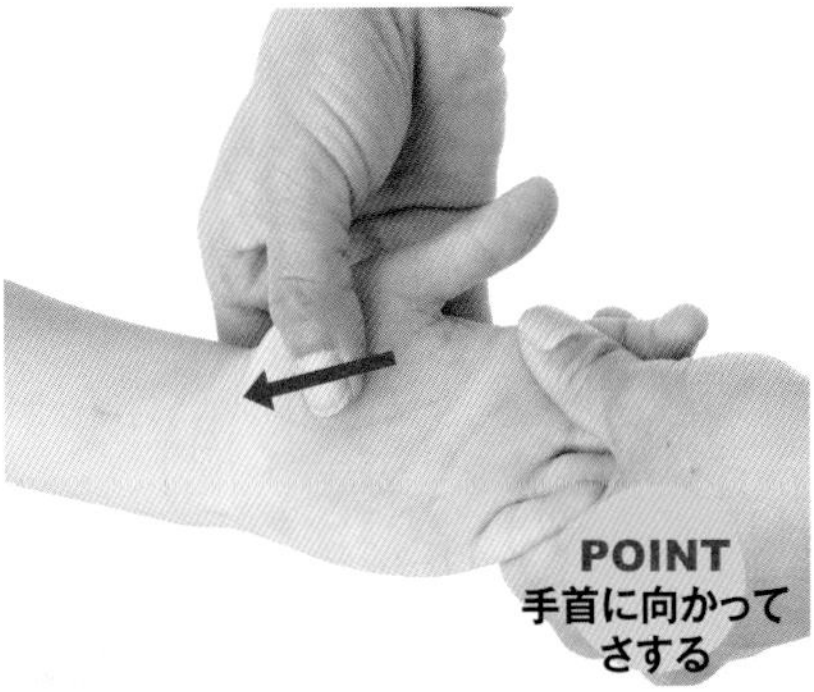

子どもと向き合って座り、親御さんの左手で、子どもの左手の親指以外の４本を軽くつかみます。

続いて右手の親指で、子どもの板門を手首に向かってさすります。指に近いふくらみ始める部分からスタートして手首でゴール。力加減は優しく、弱くて構いません。１００回ほどさすってあげましょう。

❸ 中脘（ちゅうかん）

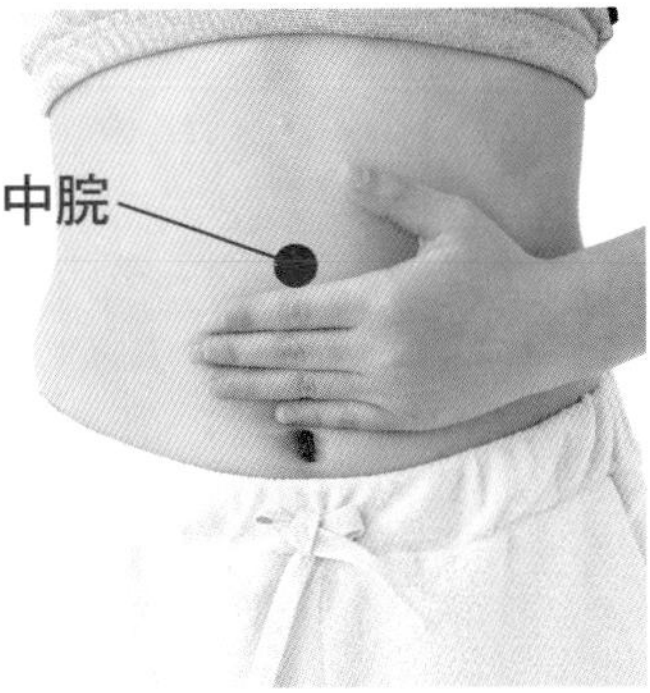

おへそから真っすぐ上がるとみぞおちに達します。おへそとみぞおちの中間点がツボ。人さし指から小指の４本分、おへそから上がったあたりが目安です。

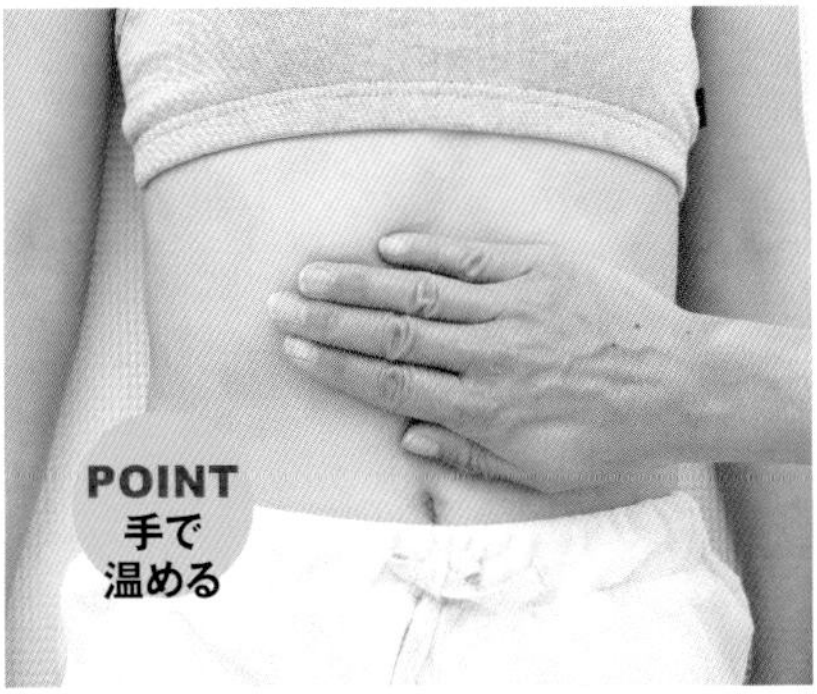

中脘には胃腸の働きを整える効果があります。手を置いて刺激してあげましょう。

まずは子どもをあおむけに寝かせます。親御さんの両手のひらを熱くなるまでこすり、利き手を子どもの中脘に当てましょう。そのまま30秒から1分間キープします。

かぜ予防に効く

かぜのひき始めにツボ療法を

幼稚園や保育園、小学校などで集団生活をしていれば、かぜに感染する可能性は常にあります。通常は数日から1週間ほどで症状がおさまりますが、長引いたり悪化すると、気管支炎や中耳炎に進んでしまうことも。かぜは万病のもとですから、ひき始めの段階で治してしまいたいものです。

「風池」「大椎」「迎香」のツボは、鼻や喉の調子を整えたり、体を温めたりするのに効果的。予防にもなりますから、寒くなってきた時期に刺激してあげるのもおすすめです。

❶風池（ふうち）

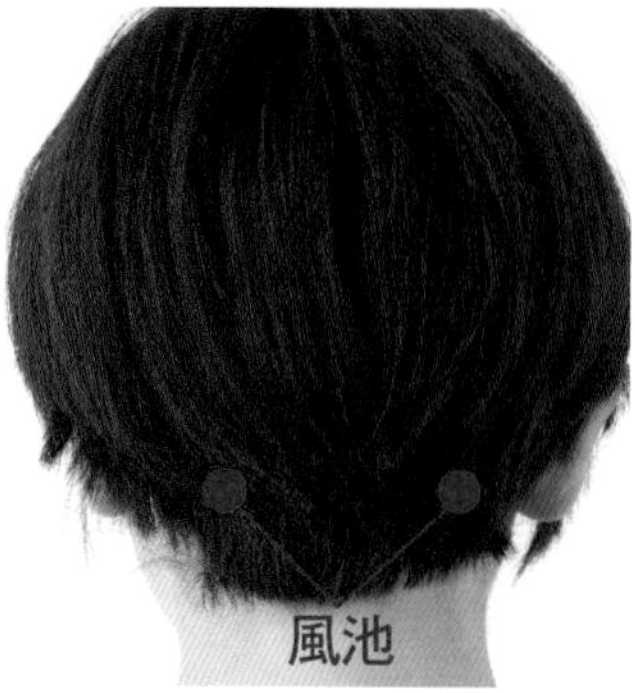

後頭部の中央、髪の生えぎわあたりのくぼみと、耳たぶの中間にツボがあります。くぼんでいて押すと響きます。

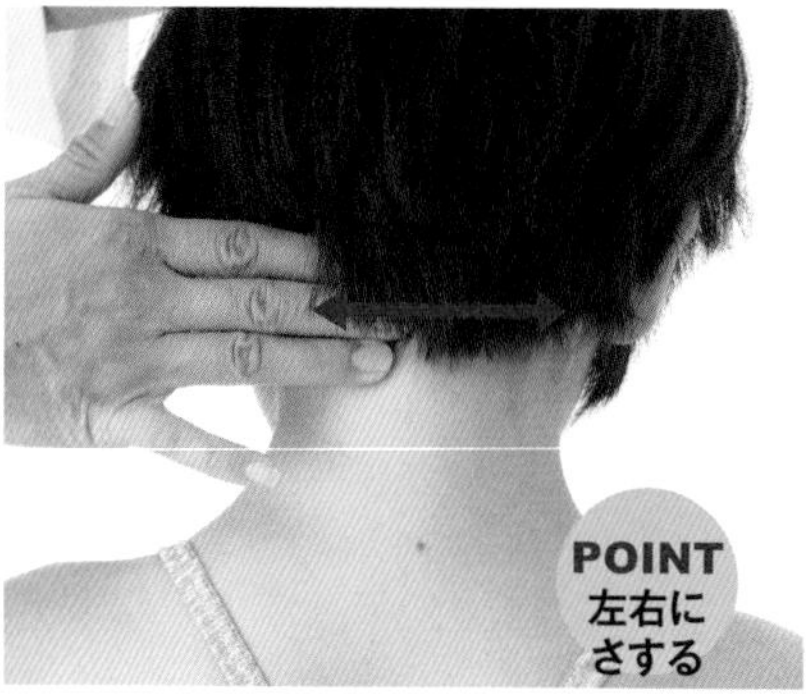

親御さんが子どもの横に立ち、利き手を風池あたりに当てます。反対の手は頭頂部に乗せ、頭を支えましょう。そのまま両方の風池を行ったり来たりするように、左右に30回さすります。

1秒間に5センチの速さを目安に、手を動かしましょう。

❷大椎（だいつい）

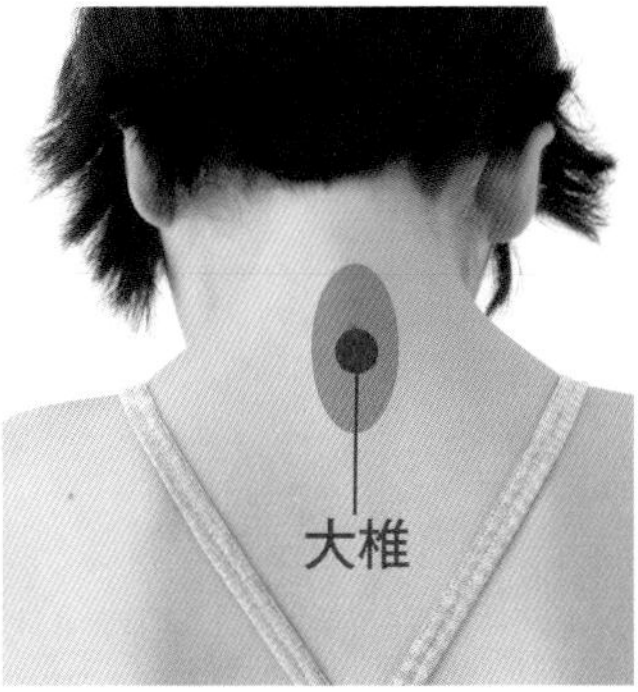

子どもの首を前に倒します。このとき首のつけ根に飛び出る骨の出っ張りを探しましょう。そのすぐ上にあるくぼみが、ツボです。

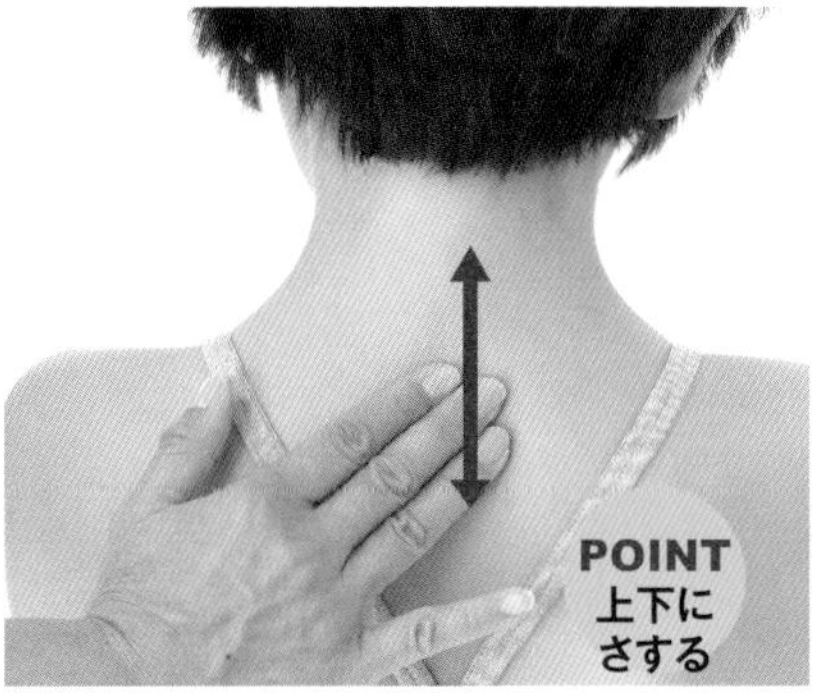

利き手を大椎に当てます。反対の手は頭頂部に乗せ、頭を支えましょう。そのままうなじ全体を刺激するように上下に30回さすります。

さする速さの目安は、1秒間に5センチ。子どもの安心感を高める効果があります。

❸迎香（げいこう）

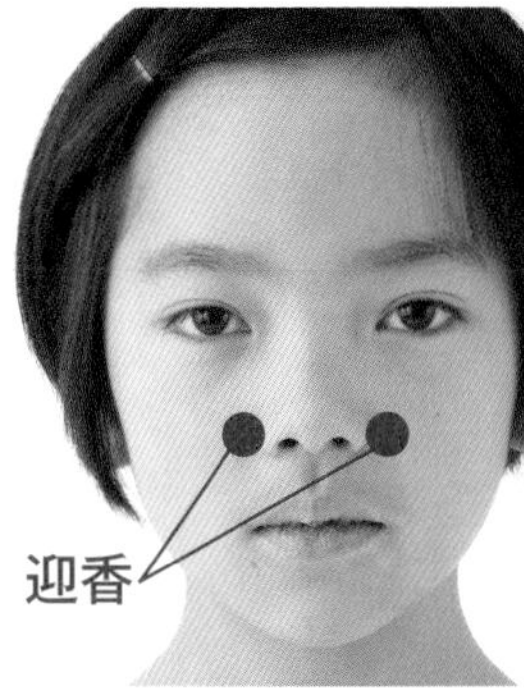

小鼻のふくらみの外縁にあります。左右両方刺激しましょう。

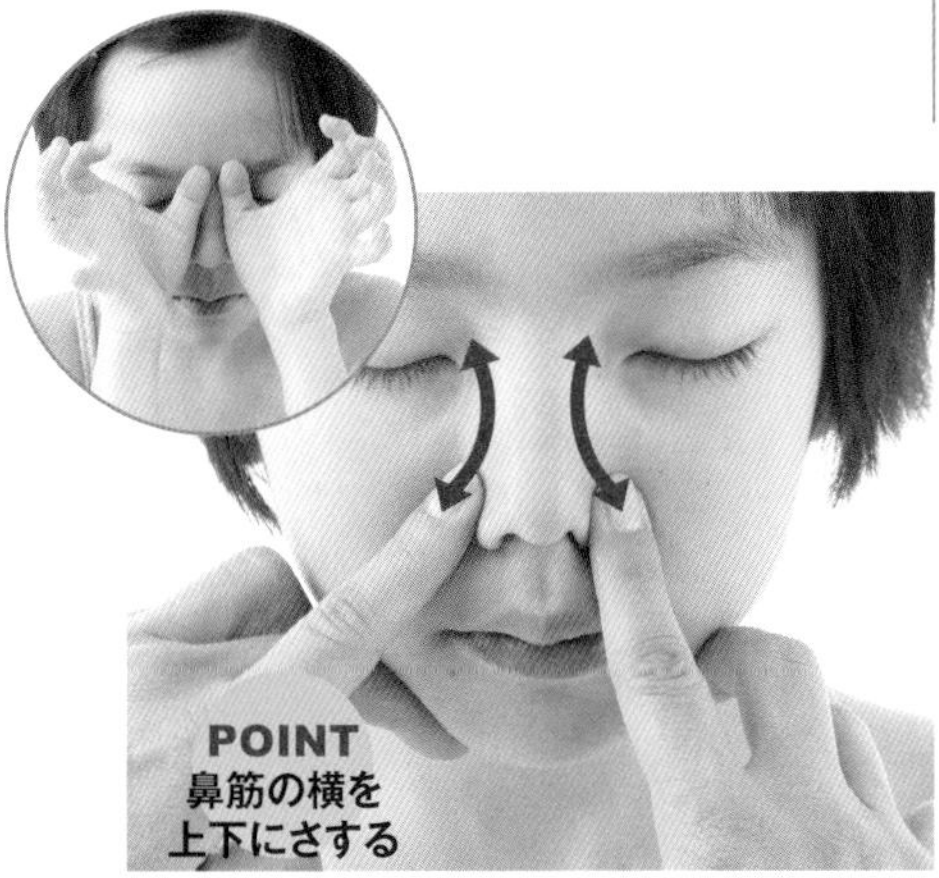

親御さんの人さし指か中指の腹を、子どもの左右それぞれの迎香に当てます。そのまま鼻のつけ根に向かって、上下に30回さすりましょう。

自分で刺激することもできます。その場合は、親指の第一関節の角を迎香に当てて、30回上下にさすりましょう。

コラム

たった１分で体も心もスッキリ!

複数のツボをまとめて刺激

顔マッサージ

顔にはたくさんのツボがあります。それを一気に刺激できるのが顔マッサージ。短時間で簡単にでき、体も心もスッキリします。洗顔や保湿クリームを塗るついでに行うのもいいでしょう。

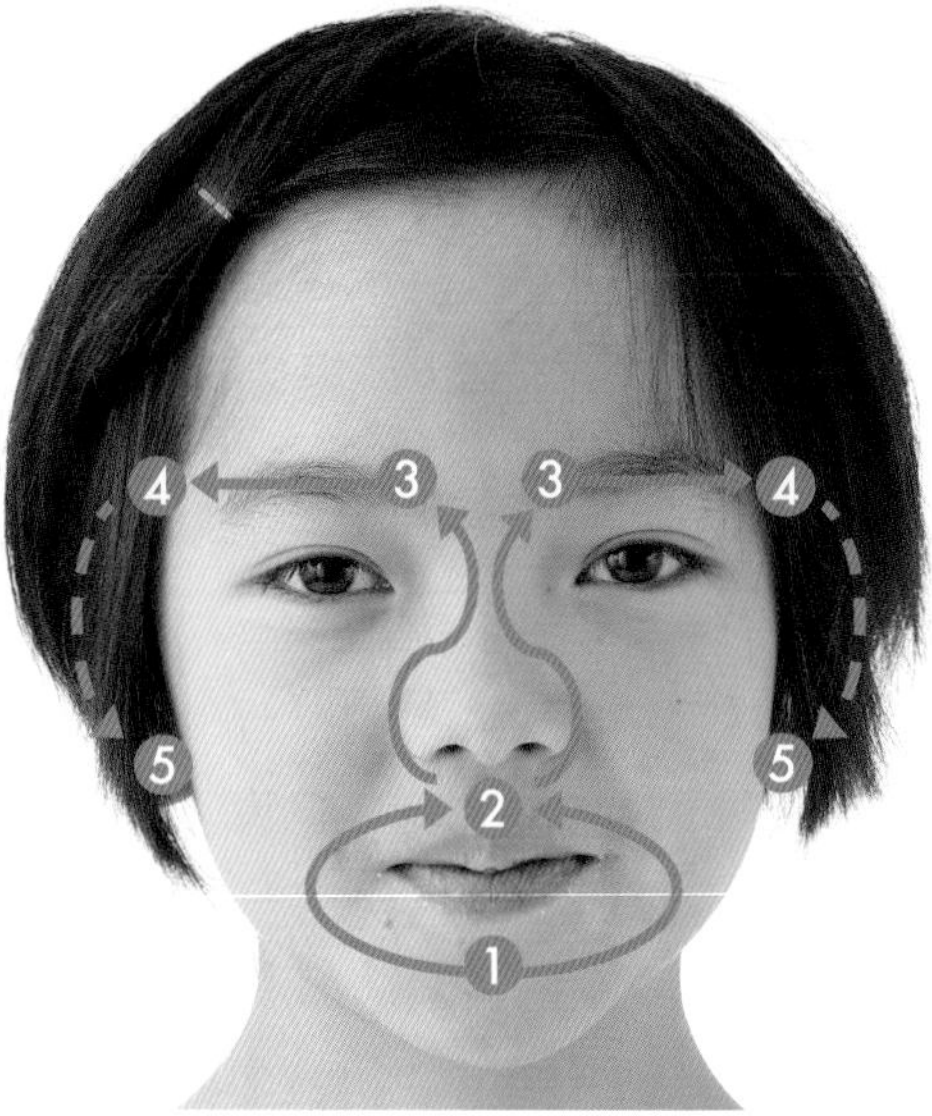

顔マッサージのやり方です。まずは子どもの下唇の下に、親御さんの左右の中指か人さし指を当てます。そのまま❶唇の縁をなぞって鼻の下に⬇❷小鼻のきわから鼻のつけ根に上がり⬇❸眉毛をなぞって⬇❹こめかみへ。⬇❺そこから耳のつけ根に。耳全体を軽くもんで終了です。これを1セットとして3セット繰り返しましょう。

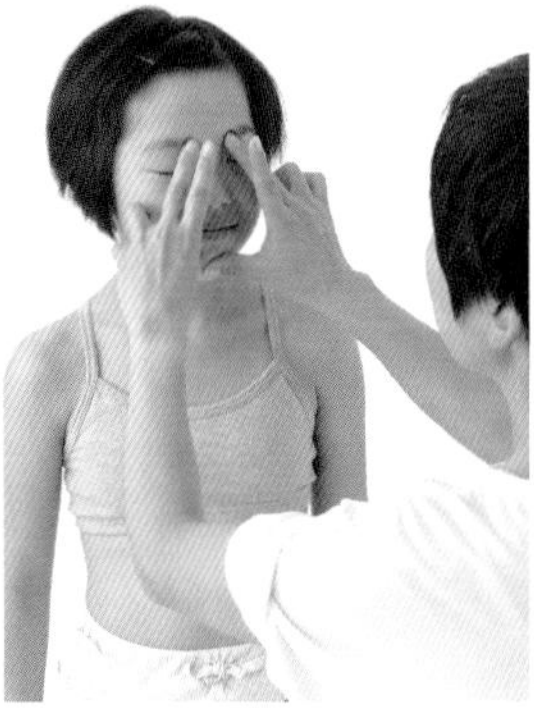

向かい合わせになると、やりやすいです。

第2章
困った症状を改善するツボ療法

アレルギーや食欲不振、便秘といった、子どもによく見られる困った症状。ツボ療法が、体質改善に役立ちます。乗り物酔いや歯痛、寝違えなどに対処できる、即効性のあるツボ療法も紹介します。

アレルギーに効く

免疫システムの過剰反応が原因

特定の食べ物や花粉、ダニ、ハウスダストなど、本来反応しなくてもいい外部因子に免疫システムが過剰に働いてしまい、咳《せき》やくしゃみ、鼻水、かゆみといった症状を起こします。食生活の欧米化により食物繊維の摂取量が減ったために腸内環境が乱れ、制御性T細胞が不活性化したことや、内臓の冷えなども原因として注目されています。

ここでは紹介しきれませんが、脊柱への捏脊《ねっせき》（14ページ参照）も、アレルギー体質の改善に役立ちます。ぜひ試してみてください。

❶神闕（しんけつ）

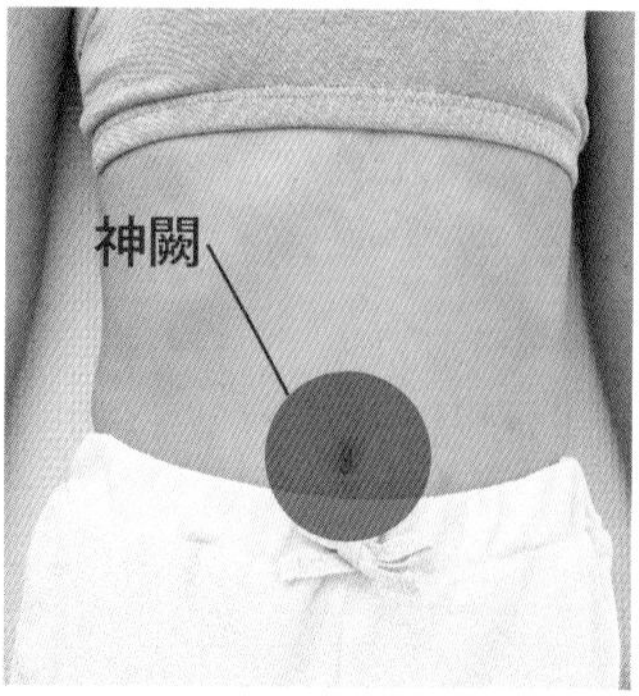

おへそそのものと、その周辺がツボとなります。おへそは全身を整える重要なスイッチの役目を果たします。

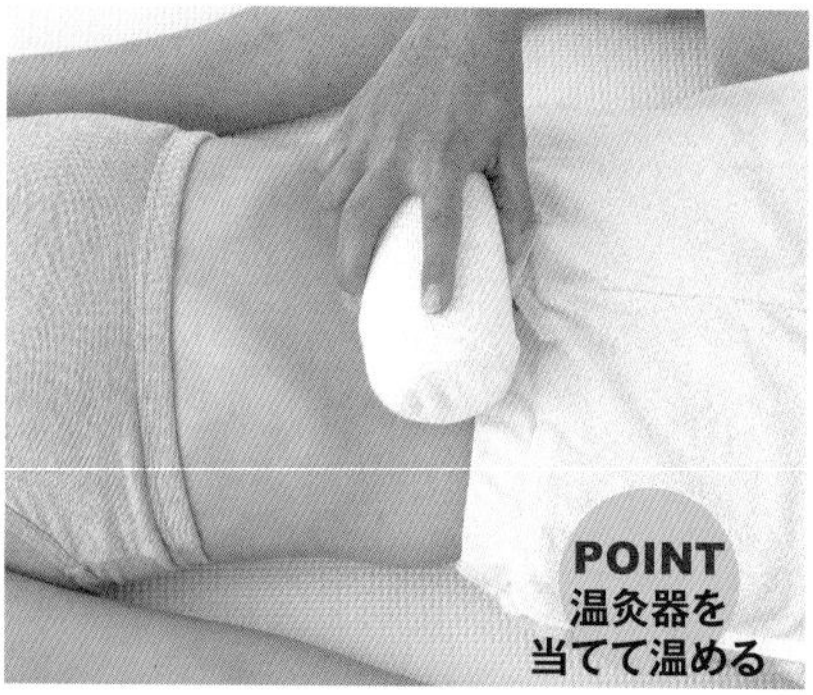

おなかが冷えると調整能力が下がり、アレルギー反応が出やすくなります。簡易温灸器（13ページ参照）で温めてあげましょう。

簡易温灸器を神闕に当てます。あらかじめ自身の腕の内側で計っておいた、熱いと感じる秒数の2秒前に温灸器を離し、3秒たったら再び神闕に当てます。これを3～5セット、繰り返しましょう。

❷ 身柱（しんちゅう）

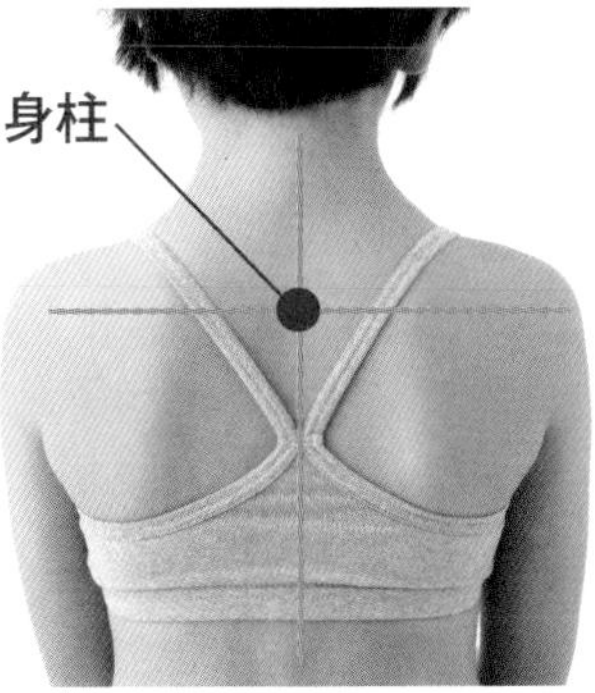

肩甲骨を指でなぞります。背骨に向かってもっとも出っ張っているところの高さで、背中の正中線（体の中心線）と交わるあたりのくぼみがツボです。

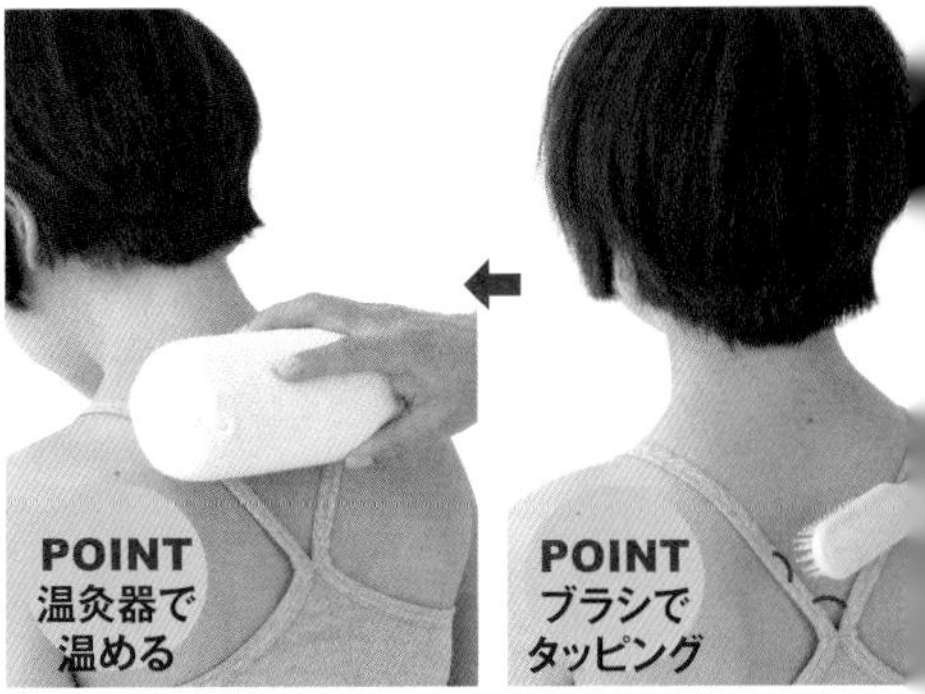

身柱を中心に、その周辺をヘアブラシでリズミカルにタッピングしましょう。刺激が弱すぎると効果が出ないので、皮膚が赤みがかる程度の強さでタッピングするのがコツです。1〜2分続けましょう。

続いて❶の神闕と同様、簡易温灸器（13ページ参照）で3〜5回、身柱を刺激します。

❸ 上星（じょうせい）

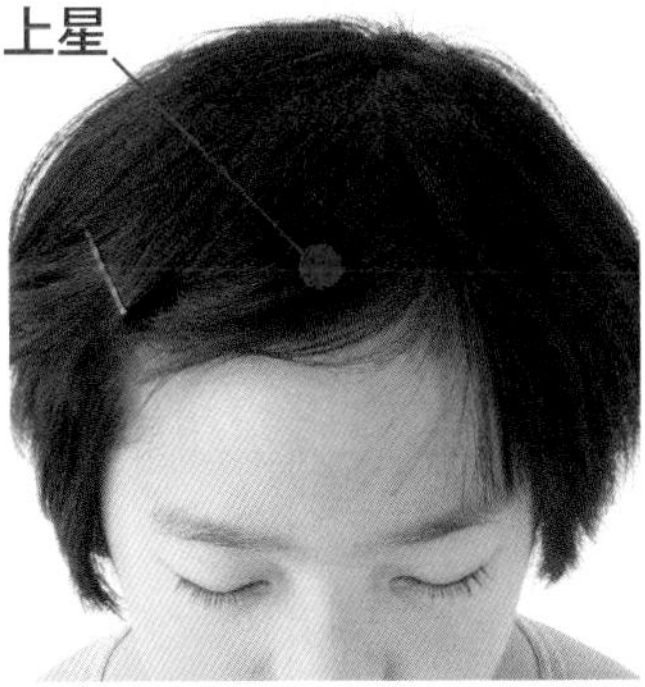

体の前面にあります。正中線（体の中心線）上で、髪の生えぎわから子どもの親指の幅分、上に入ったところです。

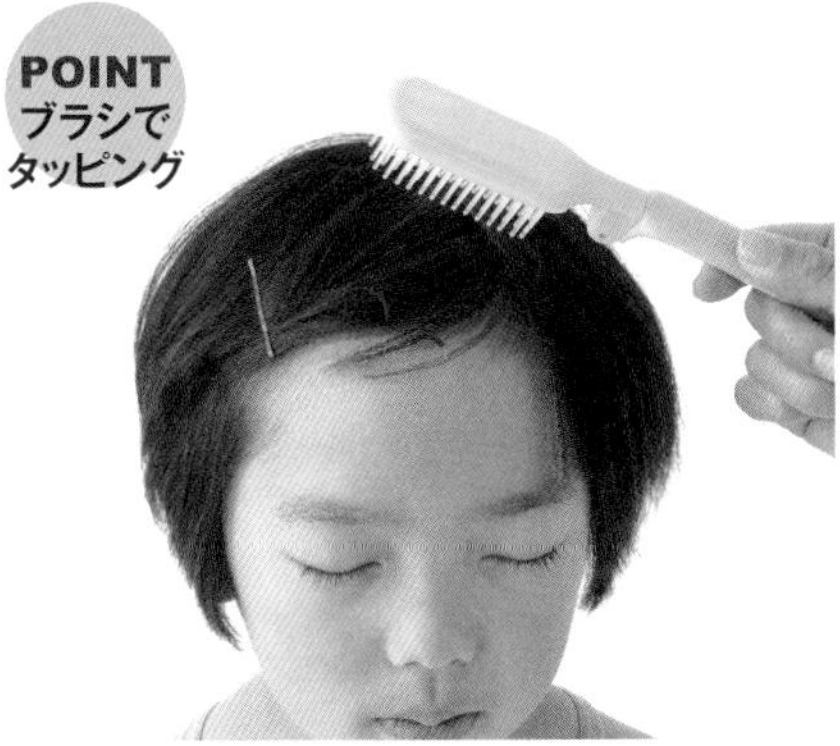

毛先が柔らかい、ナイロン製のヘアブラシを使います。上星を中心に、その周辺をヘアブラシでリズミカルにタッピングしましょう。1〜2分ほど行います。

上星への刺激は特に、花粉症などアレルギー性鼻炎の症状に効果を発揮します。

ツボ療法にプラスして体質改善をサポート

アレルギーに効く足揺すり療法

体の構造的なゆがみや、血流の滞りが、アレルギーを引き起こす原因のひとつ。全身を揺することで停滞を改善する補足療法を活用してください。

全身を前後に揺する
ひざ揺すり

❶あおむけになりひざを曲げる

子どもをあおむけに寝かせ、両ひざを折り曲げます。親御さんは子どもの足元に座りましょう。

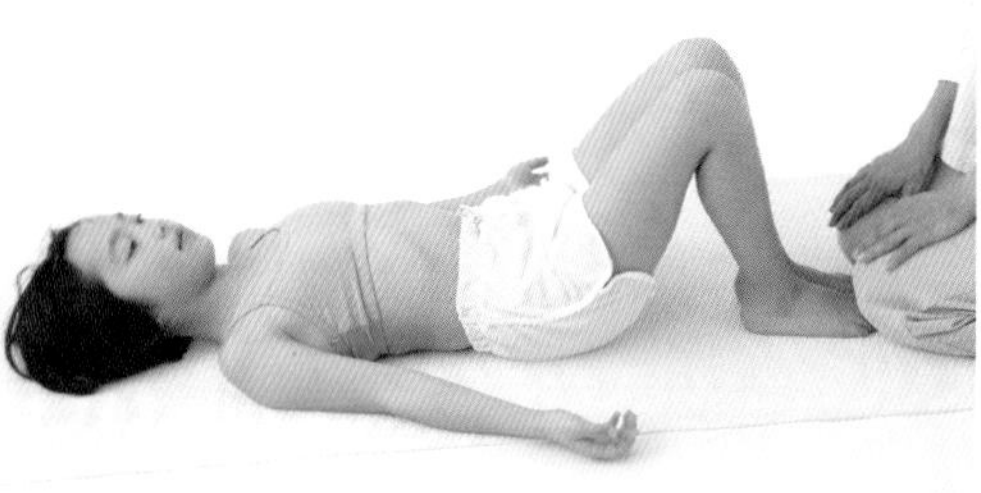

❷ひざを持って前後に揺する

子どものひざを親御さんが両手で押さえます。そのままひざを前後に揺すりましょう。ひざだけでなく、全身を揺らすことがコツです。１秒に１回の速さを目安に、50〜60回行います。

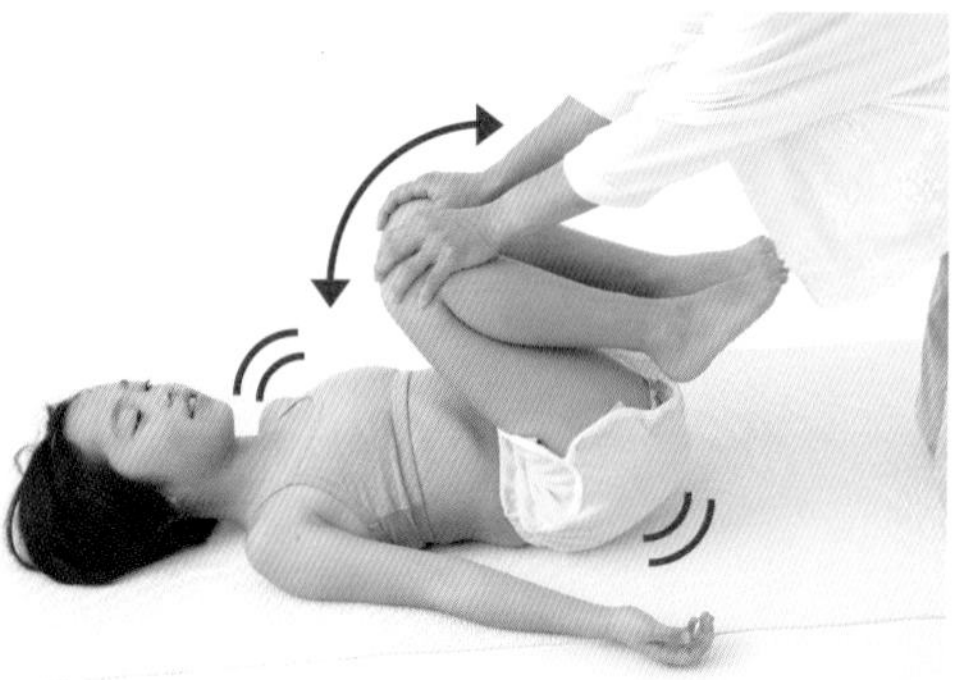

全身を左右に揺する
足首揺すり

❶あおむけに寝かせ足首をつかむ

子どもをあおむけに寝かせます。親御さんは子どもの足元に座り、片手で子どもの両足首をつかみましょう。

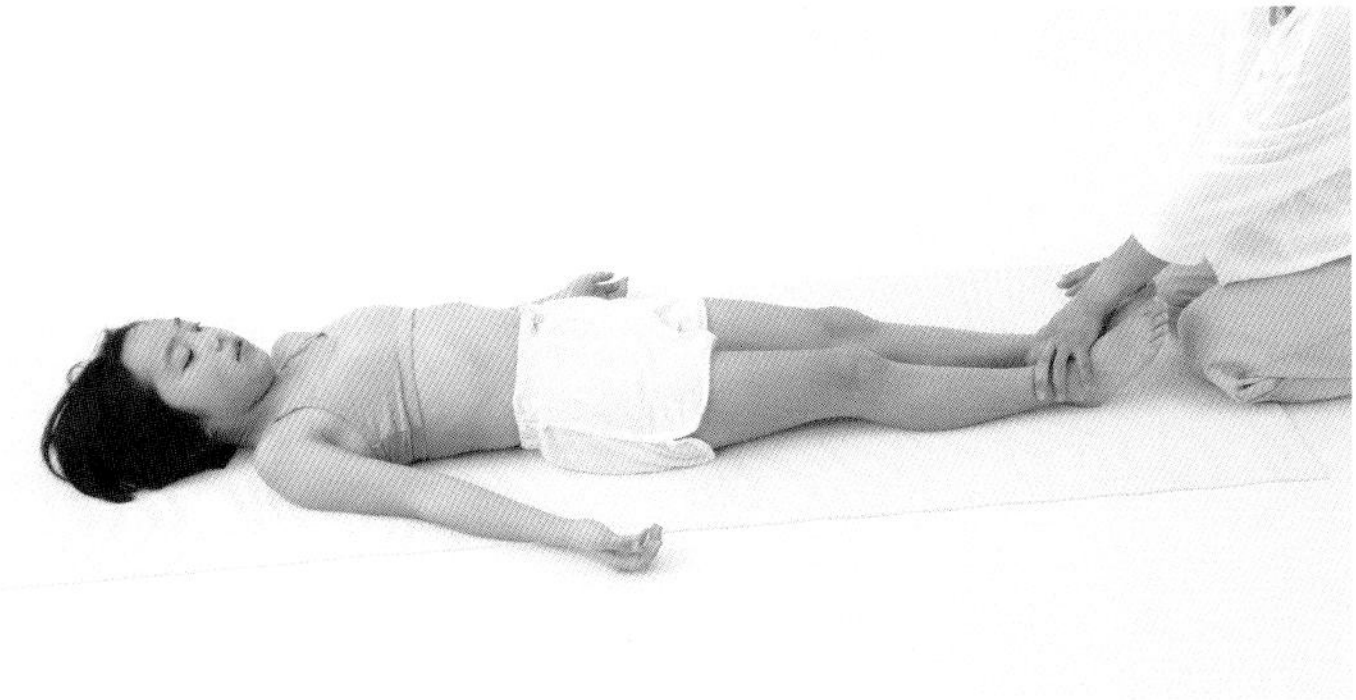

❷足首を左右に揺する

つかんだ足首を左右に揺すります。足先から頭まで、全身が波打つように揺すりましょう。30秒続けます。片手で揺するのが難しければ、横に座り両手で持つといいでしょう。

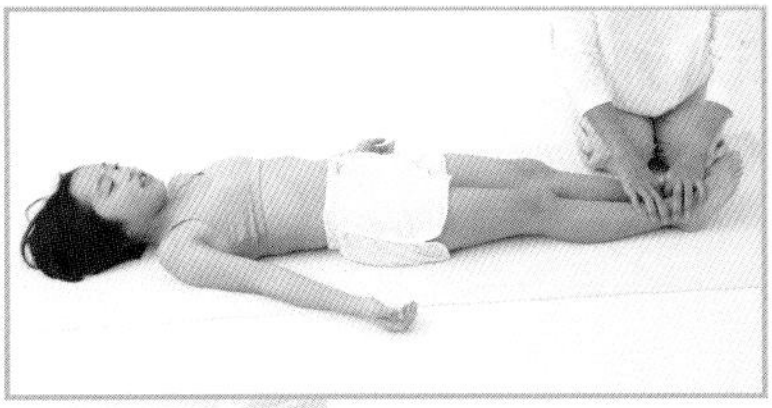

横に座って揺らしてもOKです。足首は軽い力で固定します。

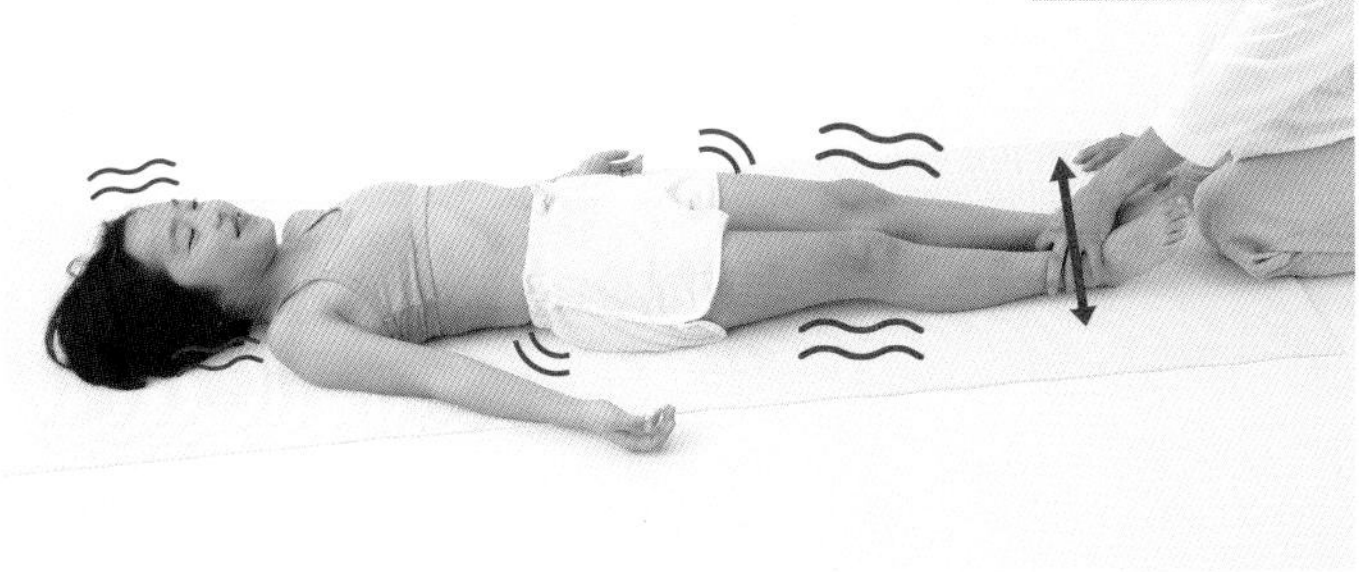

アトピー性皮膚炎に効く

皮膚のバリア機能が落ち炎症が起きる

皮膚のバリア機能が落ち、外部の刺激によってかゆみや湿疹が全身、あるいは体の一部に生じる病気です。よくなったり悪くなったりを繰り返すのが特徴で、主な治療にはステロイド外用薬などの塗り薬、皮膚の保湿、原因となる因子の除去が行われます。

アレルギー体質を改善する、自律神経のバランスを整える、皮膚を整えるといった効果のあるツボ療法を取り入れるのもおすすめです。かゆみや湿疹を抑える対症療法として、びわの葉ローション（45ページ参照）もぜひお試しください。

❶ 肩髃（けんぐう）

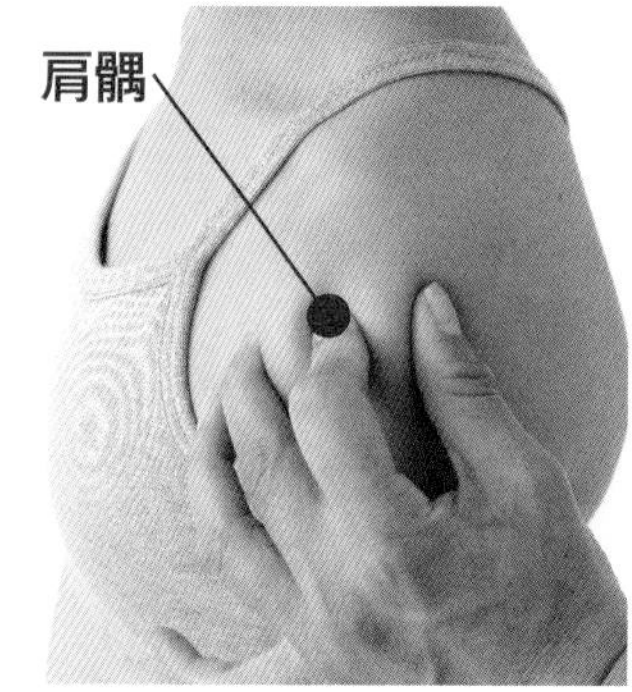

肩と腕の間にあります。肩先の骨の前後を親指と中指で挟んだとき、ちょうど人さし指が当たるところです。

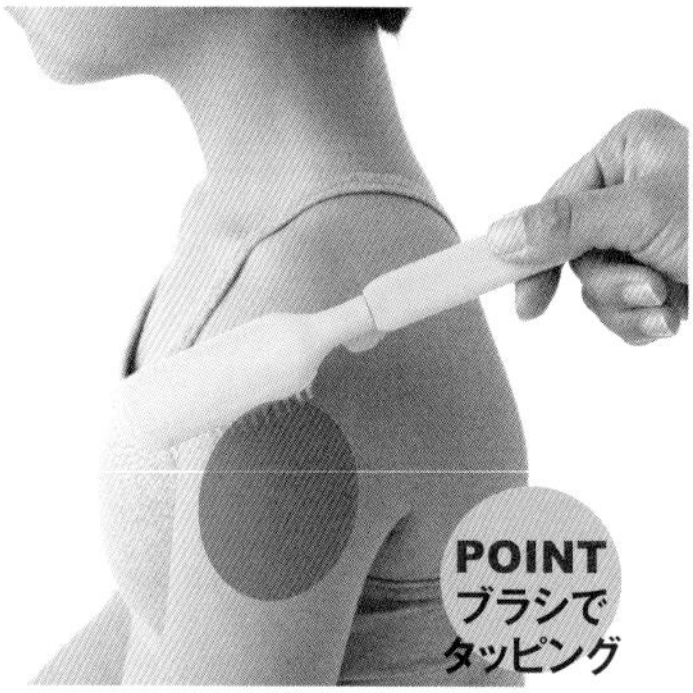

肩髃から子供の手のひら幅分下の面が、皮膚に特によく効果く部位です。

親御さんの利き手で毛先が柔らかい、ナイロン製のヘアブラシを持ち、子どもの肩髃を30回ほど、優しくタッピングしましょう。続いて反対側の肩髃もタッピングします。

❷ 身柱 (しんちゅう)

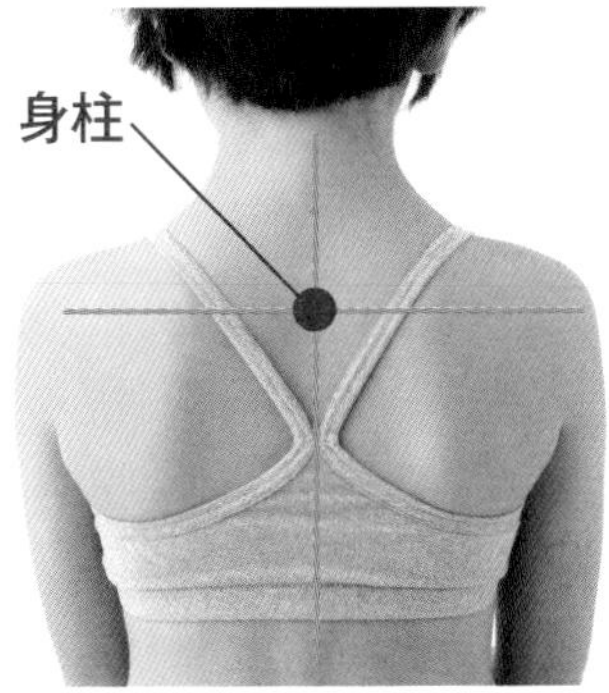

肩甲骨を指でなぞります。背骨に向かってもっとも出っ張っているところの高さで、背中の正中線（体の中心線）と交わるあたりのくぼみがツボです。

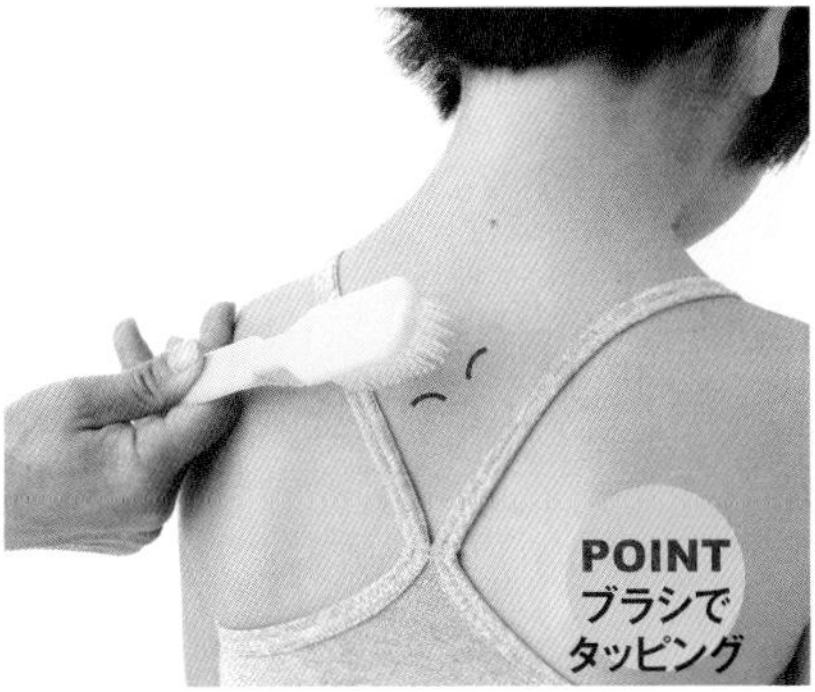

❶の肩髃と同様、ナイロン製のヘアブラシでタッピングします。身柱だけでなく、身柱を中心に背中の広い範囲を行うようにしましょう。30回ほど行います。

子どもにとって万能のツボといっても過言ではない身柱。バランス調整力にすぐれています。

❸ 湧泉 (ゆうせん)

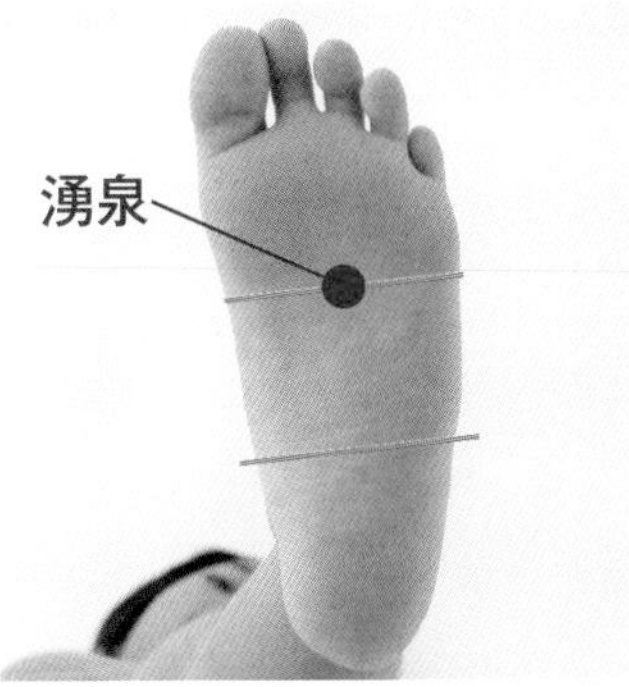

足の裏を３等分したとき、指側から３分の１のところにある中央のくぼみがツボです。足でグーをするともっともくぼむところです。

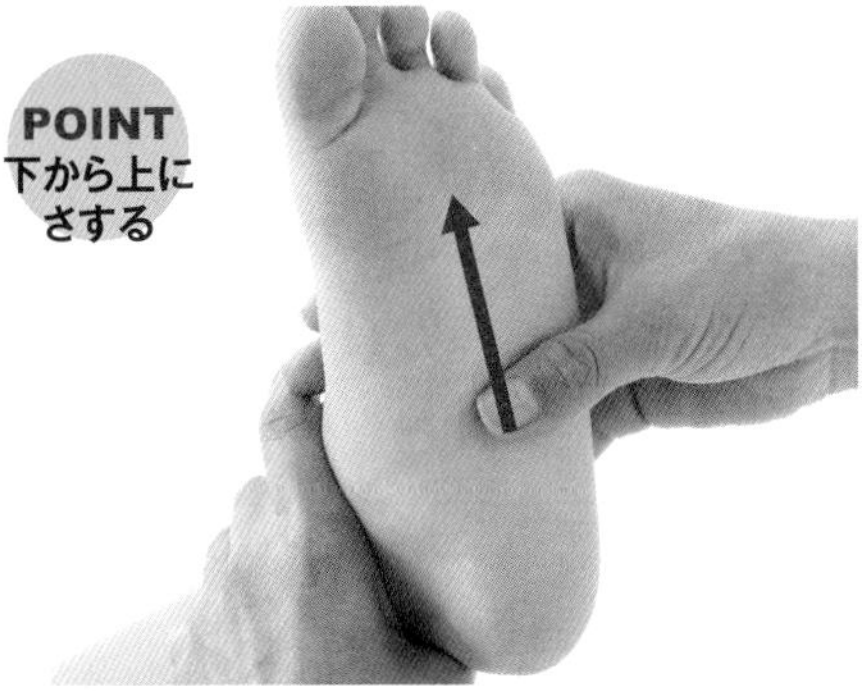

親御さんの利き手の親指の腹で、子どもの右足のかかとのきわから湧泉までさすります。かかとのきわとは、かかとのふくらみがなくなるあたり。さする方向は下から上の一方向です。子どもをあおむけに寝かせて、利き手と逆の手で足首を支えるとやりやすいでしょう。１００回ほどさすったら、左足も同様に、かかとのきわから湧泉までさすります。

じんましんに効く

かきむしると症状が悪化する

じんましんはかゆみをともなう赤い発疹が出る病態です。エビやそば、果実などの食べ物、汗や皮膚のこすれといった刺激、気温の変化、日光、精神的ストレスなど原因はさまざまで、アレルギー性のものと非アレルギー性のものがあります。突発性のじんましんの場合、その多くは原因不明です。数時間以内に消えるものから、丸一日続くものまであります。

かきこわしてしまうと、余計かゆみが強くなったり範囲が広がるのが困りもの。ツボ療法はすみやかな改善に役立ちます。

❶ 肩髃（けんぐう）

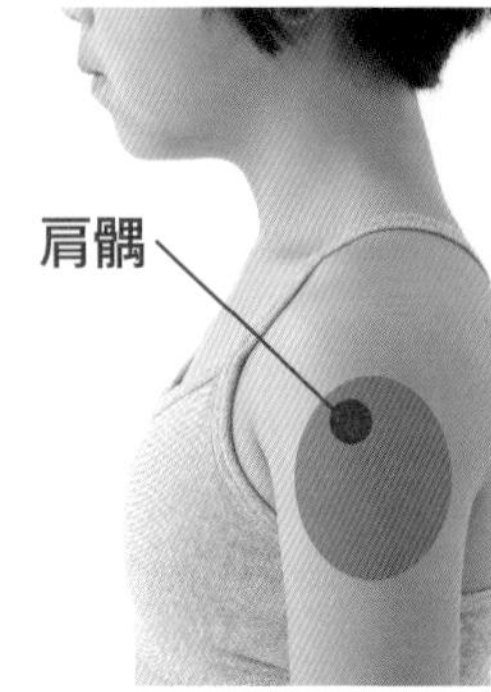

肩先の骨の前後を親指と中指で挟んだとき、ちょうど人さし指が当たるところがツボです。そこから子どもの手のひら幅分下の面が、刺激部位になります。

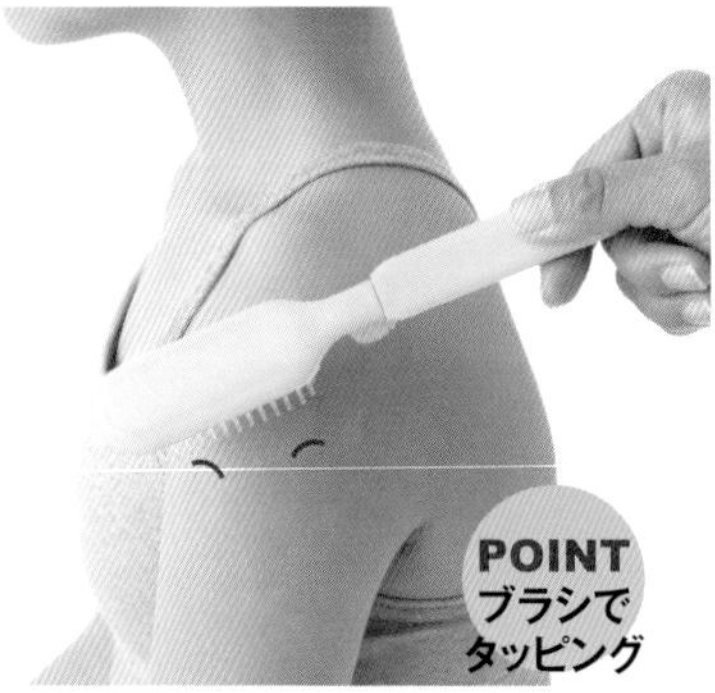

湿疹があるところをもんだりさすったりするのはおすすめできません。

3つのツボとも、毛先が柔らかい、ナイロン製のヘアブラシを使ってタッピングしましょう。いずれも30秒ほどタッピングを続けてください。肩髃は左右各30秒タッピングしましょう。

ツボ一点ではなく、ツボを中心に手のひらの幅ほどの面が有効です。

② 身柱（しんちゅう）

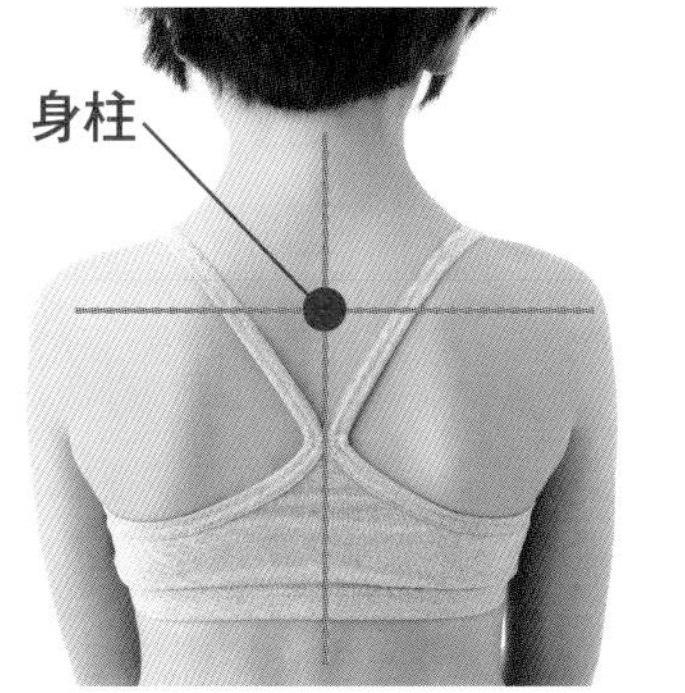

肩甲骨を指でなぞります。背骨に向かってもっとも出っ張っているところの高さで、背中の正中線（体の中心線）と交わるあたりのくぼみがツボです。

③ 神闕（しんけつ）

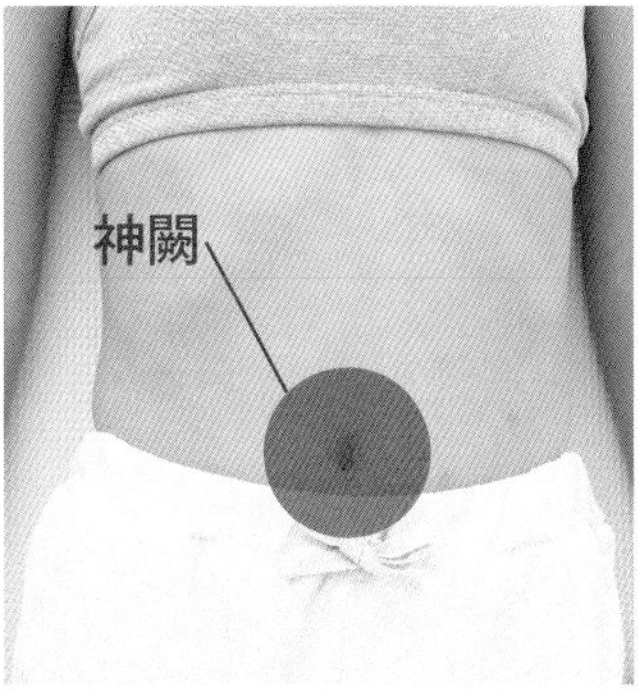

おへそそのものと、その周辺がツボとなります。おへそは全身を整える重要なスイッチの役目を果たします。

ツボ療法にプラスして体質改善をサポート

じんましんに効くびわの葉療法

皮膚の病気はかゆみが治まればかかずに済み、症状の悪化を防ぐことができます。根本療法ではないものの、かゆみを抑えるのにびわの葉が効果を発揮します。

作り方

抗炎症作用が強いびわの葉を使います。びわの生葉10枚をよく洗い、葉の裏に生えている毛をたわしで取り除いたら、2センチ幅に刻みます。

2リットルの水に入れて火にかけ、沸騰するまでは強火、沸騰してからは弱火で、1リットルになるまで煎じます。できあがったらスプレー容器に入れます。1日2～3回、患部に吹き付けましょう。

生の葉が手に入らないときは、びわの葉茶で代用しても構いません。

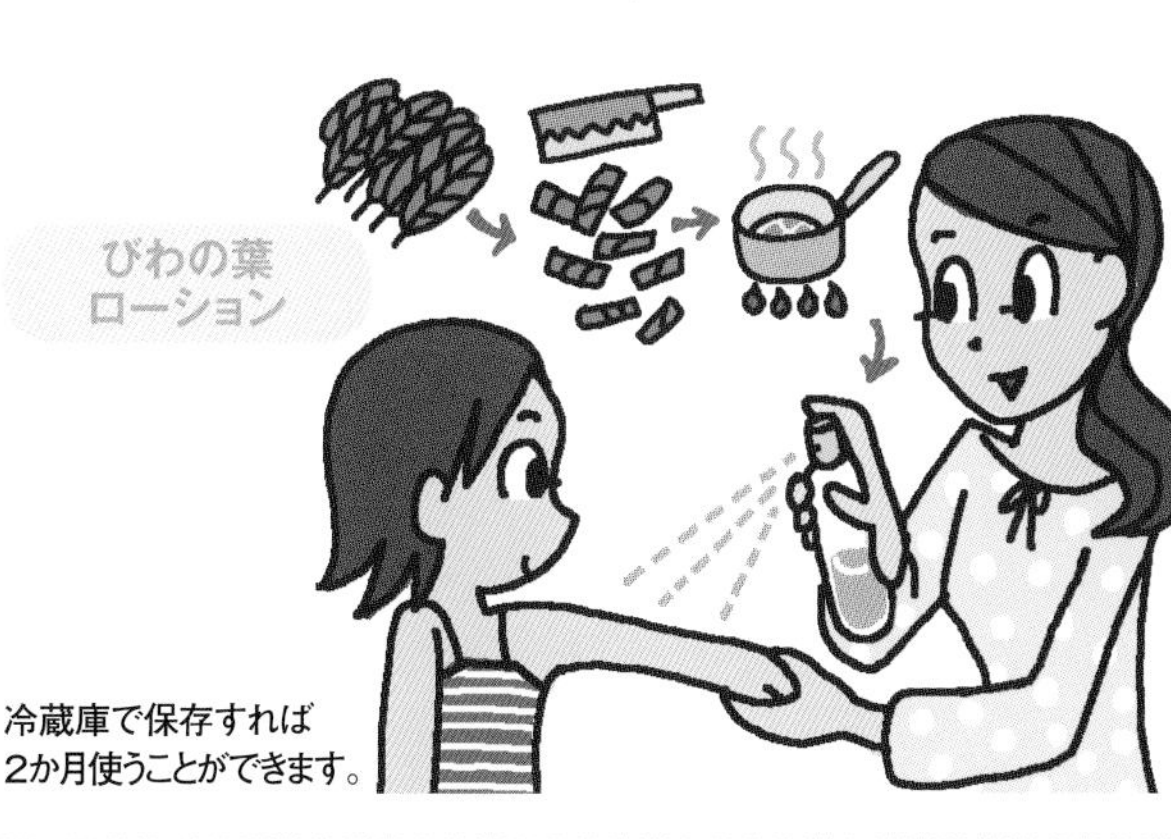
びわの葉
ローション
冷蔵庫で保存すれば
2か月使うことができます。

あせもに効く

子どもはあせもができやすい

汗をたくさんかいたとき、汗に含まれる塩分などのために汗の管がふさがれると汗が皮膚の外に出られなくなります。皮膚の内側にたまった汗により水疱や湿疹ができた状態があせもです。子どもは体の表面積が小さいのに、汗腺の数は大人とほぼ同じため、あせもができやすいといえます。あせもの湿疹に汗がつくとかゆみを感じ、引っかいてしまいがち。皮膚が傷つくとそこからばい菌に感染しやすく、炎症が起きると長引いてしまいます。とびひなどに悪化させないためにも皮膚を清潔に保ち、ケアしてあげましょう。

❶ 肩髃（けんぐう）

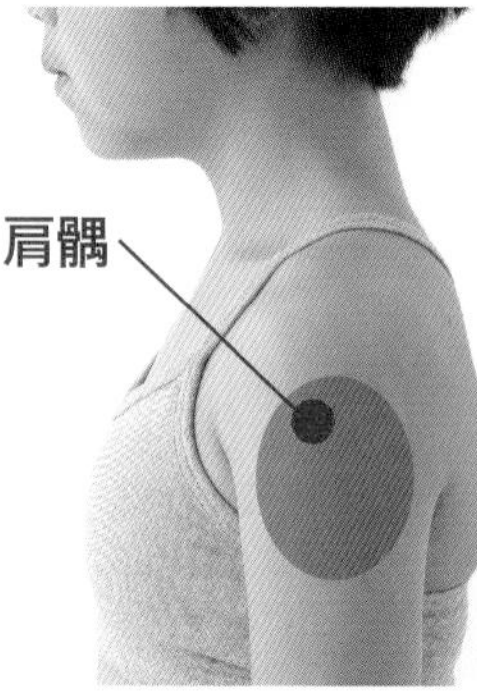

肩先の骨の前後を親指と中指で挟んだとき、ちょうど人さし指が当たるところがツボです。そこから子どもの手のひら幅分下の面が、刺激部位になります。

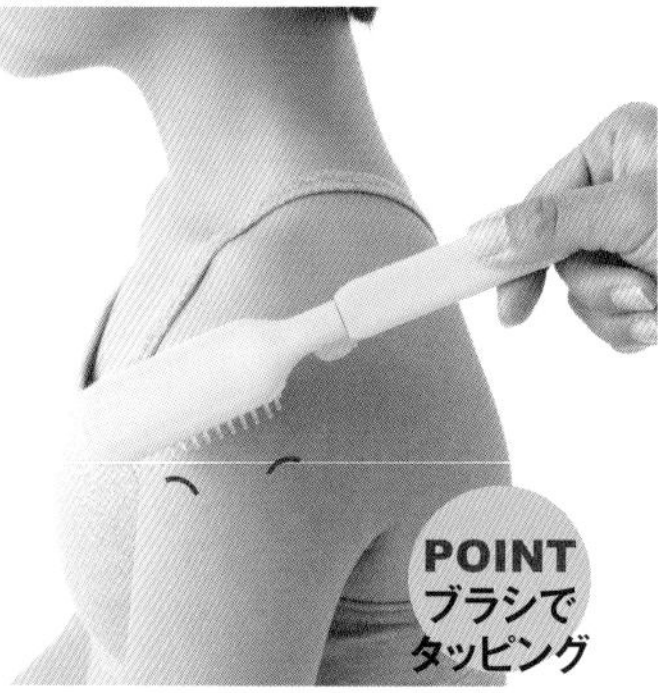

毛先が柔らかい、ナイロン製のヘアブラシを使います。刺激したいツボを中心に、その周辺をヘアブラシでリズミカルにタッピングしましょう。あせもが悪化しないように優しくタッピングします。

それぞれ20秒ほど行いましょう。肩髃と築賓は、左右それぞれ刺激してあげてください。

❷ 築賓（ちくひん）

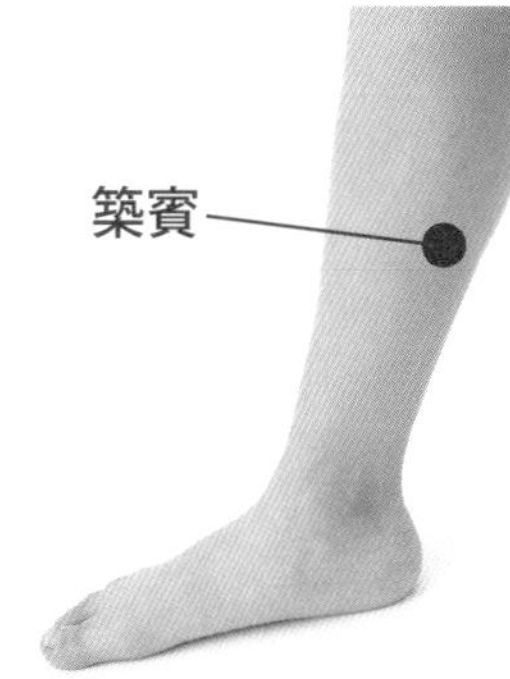

内くるぶしとアキレス腱の間にある溝を下から上にさすり上げます。ふくらはぎの筋肉のふくらみとぶつかり、指が止まったところがツボです。

❸ 神闕（しんけつ）

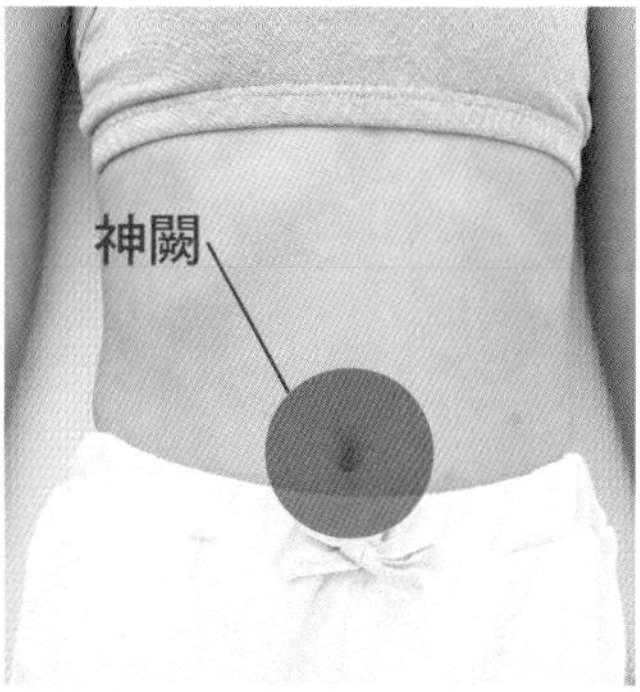

おへそそのものと、その周辺がツボとなります。おへそは全身を整える重要なスイッチの役目を果たします。

ツボ療法にプラスして体質改善をサポート

あせもに効くきゅうり療法

きゅうりには熱をとり炎症を鎮める力があり、あせもや湿疹、日焼けや打ち身に効果があるといわれています。すり下ろした絞り汁を活用しましょう。

作り方

きゅうり2分の1本を洗い、丸ごとすり下ろします。続いてすり終えたものをキッチンペーパーでこして絞り汁を作ります。

絞り汁をガーゼや脱脂綿にひたし、軽くタッピングしながら患部に塗りましょう。

1回絞れば2回分になります。余った分は冷蔵庫で保管し、1～2日で使いきるようにしましょう。

きゅうり療法

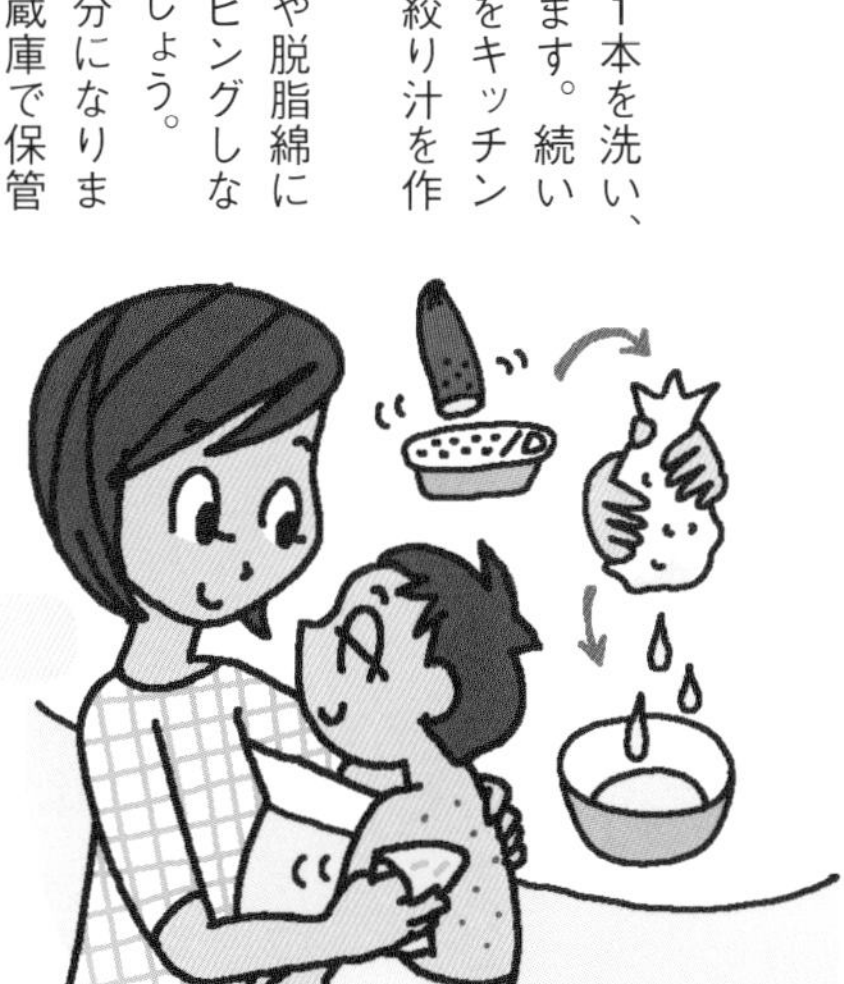

こすらずにたたいて塗るよう心がけましょう。

食欲不振に効く

自律神経の乱れで胃腸機能が落ちる

急に食べなくなった場合には、消化器系の疾患にかかっていることが考えられます。ほかに暑気あたりや自律神経の乱れで食欲が落ちることもありますし、おやつの食べすぎやジュースの飲みすぎが原因の場合も。

おやつの時間や量、内容を見直してみることも必要でしょう。また、子どもにとって十分な食事量であるにもかかわらず、親御さんが「もっと食べないと」と思い込み、ズレが生じている可能性もあります。

自律神経の乱れによる胃腸の機能障害の場合は、ツボ療法が大きな力を発揮するでしょう。

❶内八卦（うちはっけ）

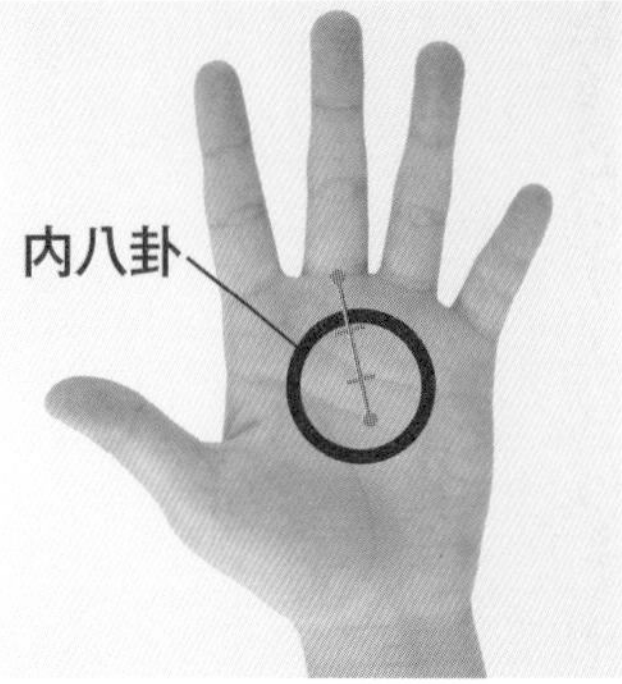

左手のひらの中心から中指の根元の横じわまでの長さの３分の２を半径とする円の円周。円周のラインをツボと考えます。左手だけを刺激します。

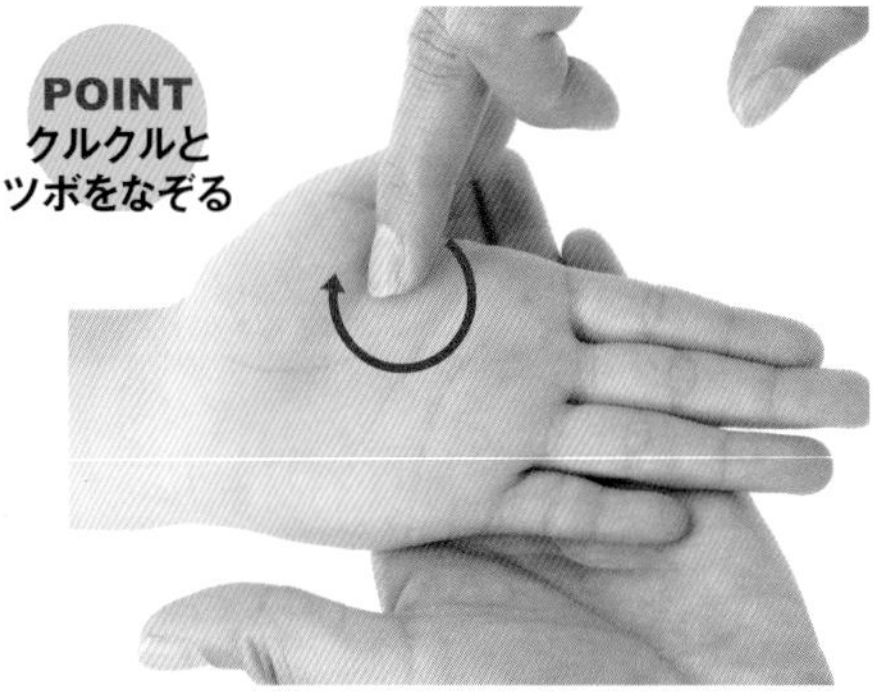

子どもの左手をとり、手のひらを上に向けます。親御さんの利き手と逆の手で、下から支えてあげましょう。

利き手の親指か中指で、内八卦を優しく１００回ほどさすります。円周がツボなので、円内の範囲を埋めようとしなくて構いません。半径を変えずに、クルクルとツボをなぞり続けましょう。

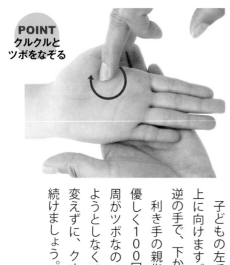

② 中脘（ちゅうかん）

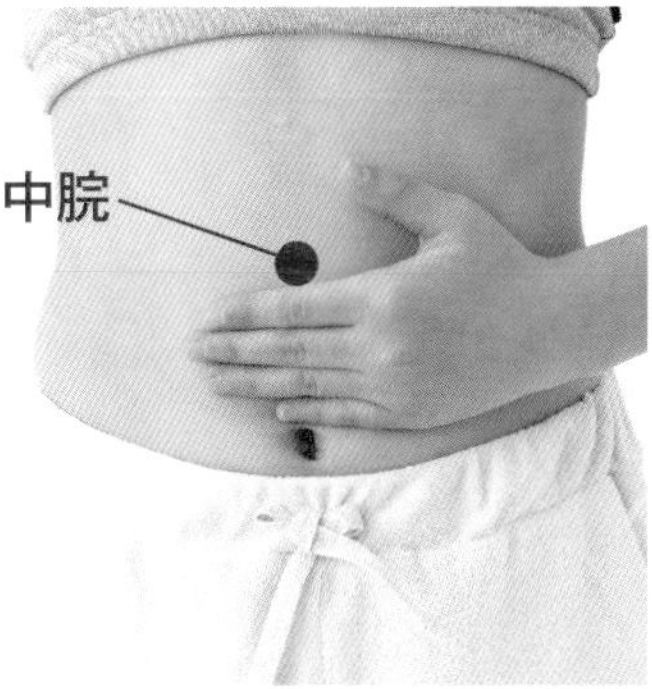

おへそから真っすぐ上がるとみぞおちに達します。おへそとみぞおちの中間点がツボ。人さし指から小指の4本分、おへそから上がったあたりが目安です。

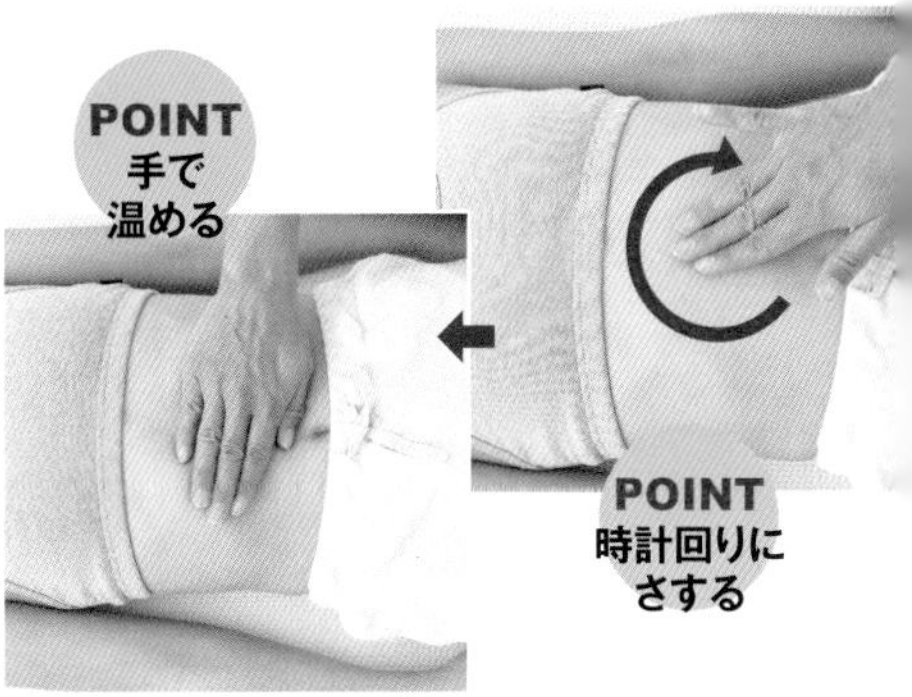

子どもをあおむけに寝かせます。親御さんの両手のひらを熱くなるまでこすり、利き手を子どもの中脘に当て時計回りに100回ほど優しくさすります。さすり終えたら手のひらを中脘に置き、そのまま30秒ほどキープしましょう。

中脘を刺激し温めることで、胃腸の働きが活発になっていきます。

③ 脊柱（せきちゅう）

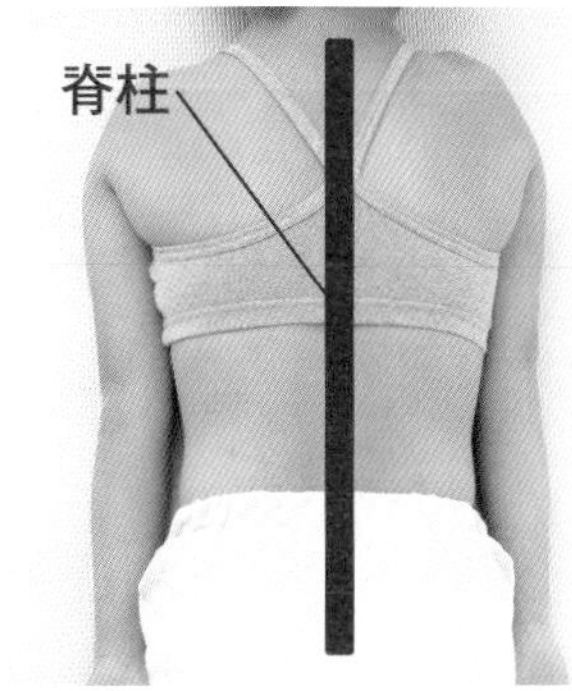

脊柱とは背骨の正式名称で、解剖学上の名前がそのままツボの名前になっています。体の背面、首のつけ根からおしり下部までのラインをツボと考えます。

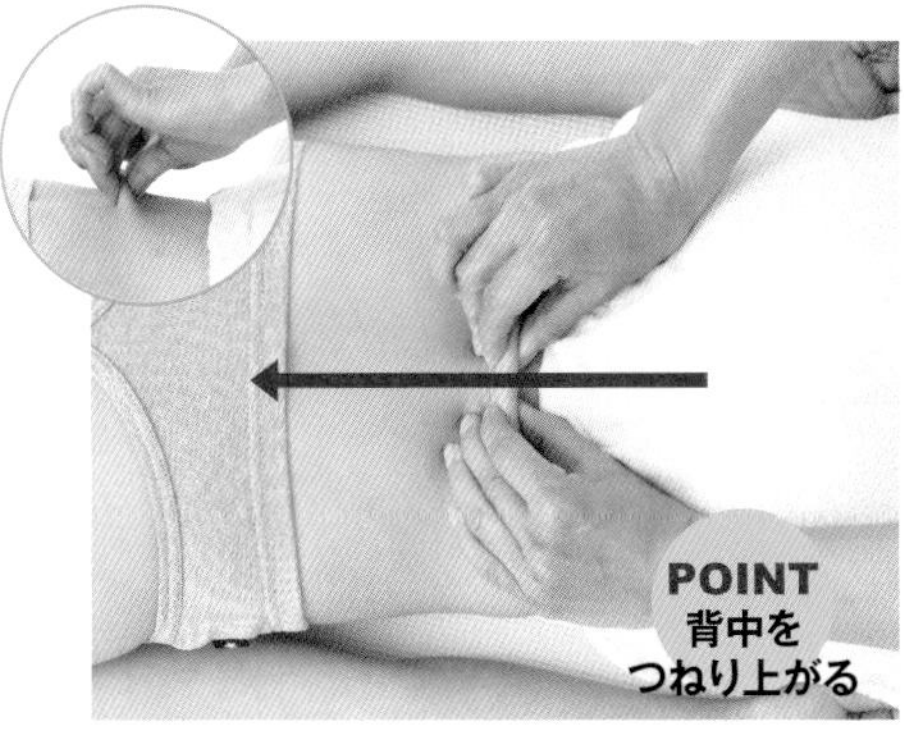

捏脊《ねっせき》（14ページ参照）をします。子どもをうつぶせに寝かせ、親御さんの左右の親指、人さし指、中指をおしり下部に置きます。人さし指、中指を前に送り、肌に密着したまま親指をたぐり寄せて皮膚をつまみ上げます。これを繰り返し首のつけ根まで上がったら、背骨をさすり下ろして再びつまんで上がっていきます。3〜5回繰り返し、最後の1回は三捏一提《さんねついってい》で行いましょう。

肥満に効く

小児期の肥満がメタボ症候群を招く

小児期に肥満になると、いったん増えた脂肪細胞は減少せず、成人期のメタボ症候群につながると指摘されています。また2型糖尿病や高血圧、脂質異常症など肥満が原因となる生活習慣病は、小児にも見られるようになっています。

子どもだから太っていても大丈夫と軽く考えず、肥満解消は必要です。肥満の多くは、消費カロリーより も摂取カロリーが上回ることが原因。食事や生活習慣の見直しを行うとともにツボ療法を取り入れ、体重の増えすぎをセーブしてあげましょう。

❶厲兌（れいだ）

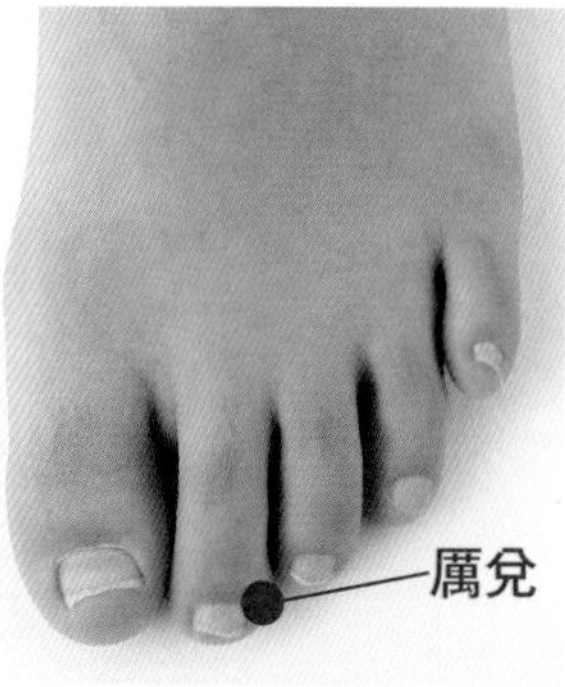

足の人さし指のつめの生えぎわにあります。生えぎわの角のうち、中指寄りの角がツボになります。

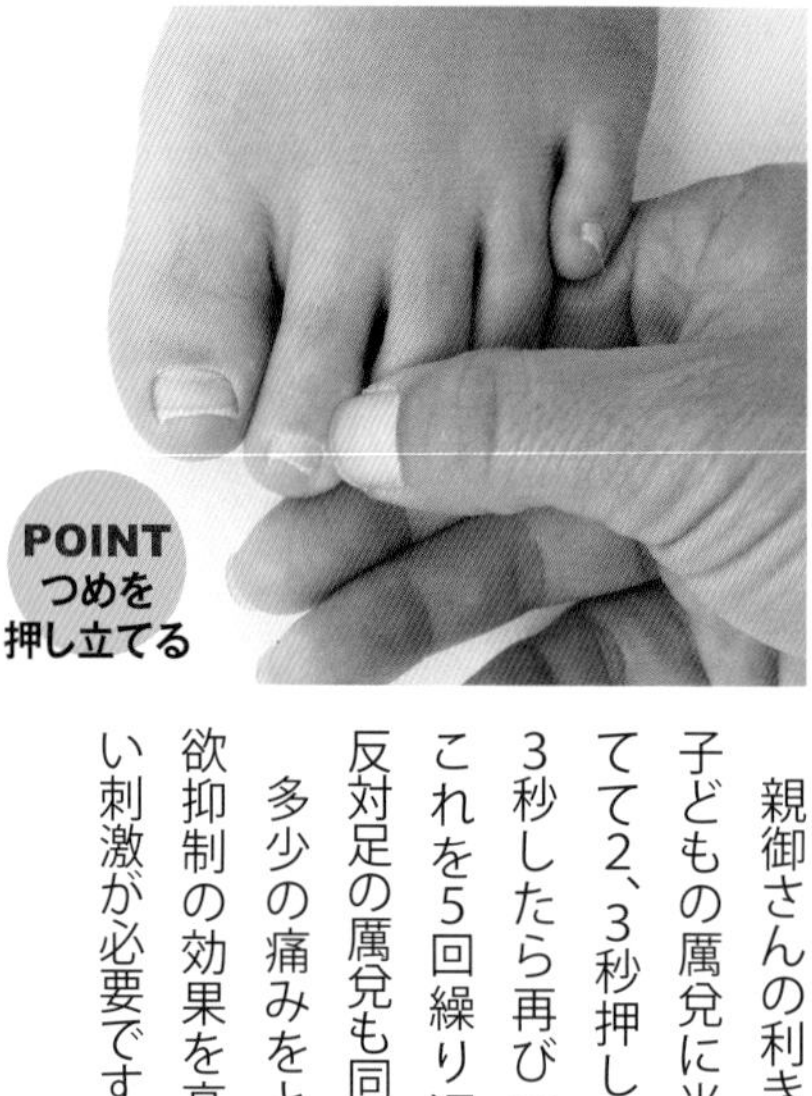

親御さんの利き手の親指のつめを、子どもの厲兌に当てます。つめを立てて2、3秒押して刺激。緩めて2、3秒したら再びつめを立てて刺激。これを5回繰り返します。続いて、反対足の厲兌も同様に刺激しましょう。

多少の痛みをともないますが、食欲抑制の効果を高めるためには、強い刺激が必要です。

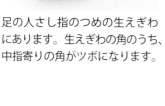

❷ 膈兪（かくゆ）

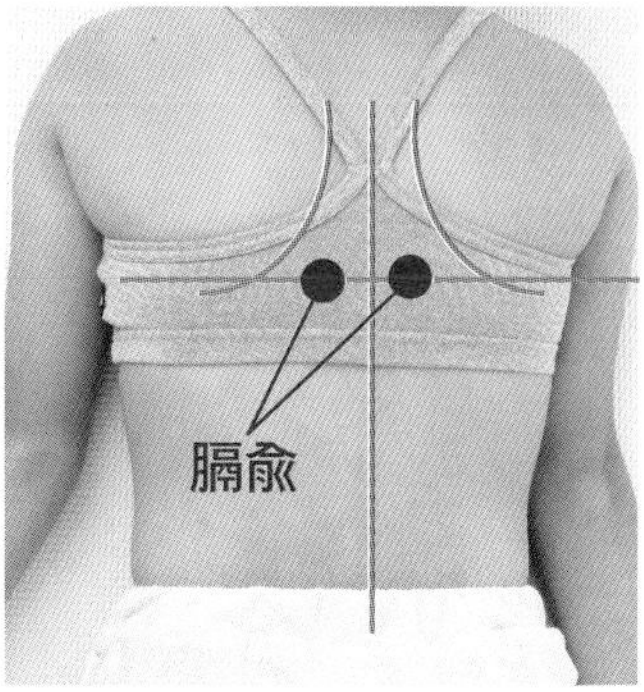

肩甲骨の下角の高さで、背骨と肩甲骨の中間点にツボがあります。背骨から子どもの人さし指と中指2本指幅分離れた位置が目安です。

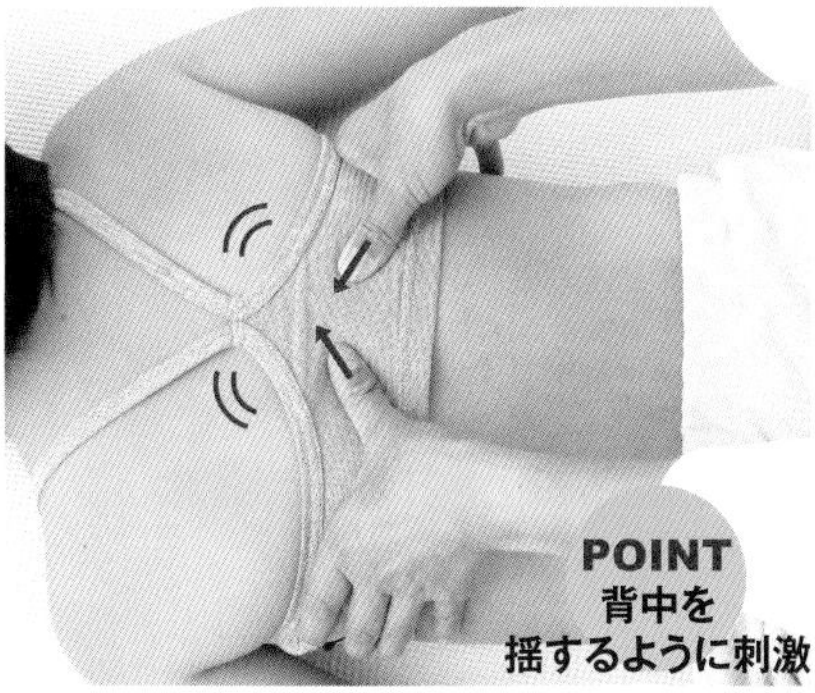

子どもをうつぶせに寝かせます。親御さんの親指を左右の膈兪にそれぞれ当て、左右交互に背骨に向かって押します。子どもの背中をわざと揺らすように刺激するのがコツです。30回ほど行いましょう。

内分泌に働きかけ、体を引き締める効果のあるツボ刺激です。

❸ 帯脈（たいみゃく）

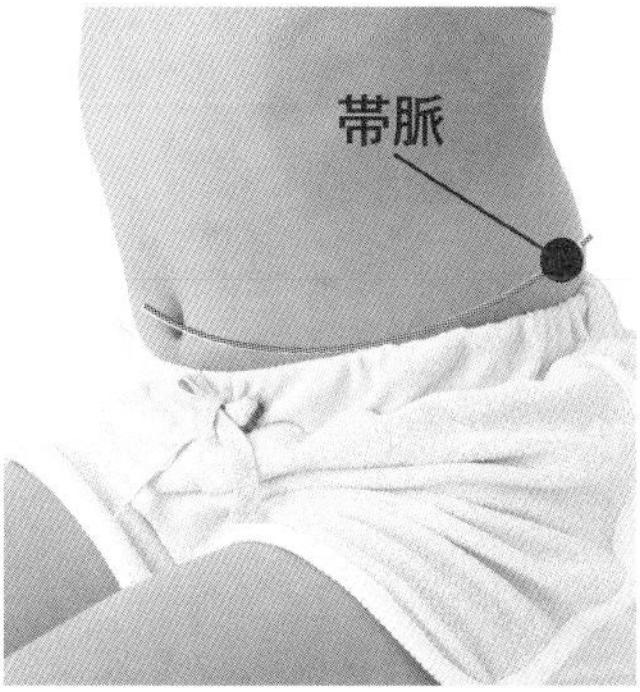

わき腹の幅の中間点あたり、おへその高さにあるツボです。おへそから外側に向かって手を水平に動かし、真横に達したところ。左右それぞれにあります。

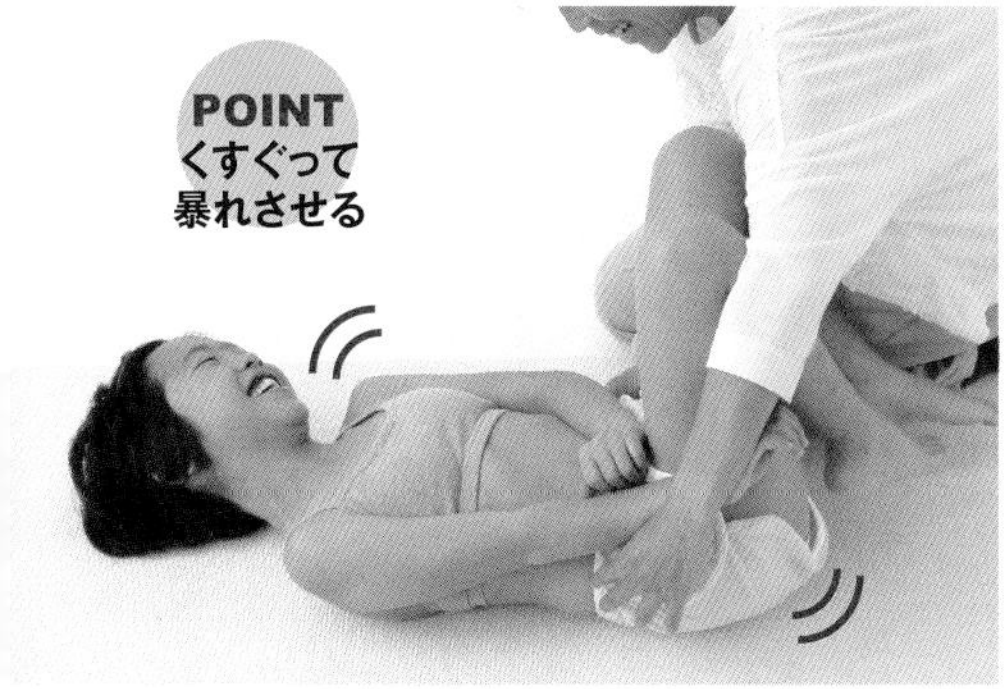

子どもをあおむけに寝かせ、帯脈をくすぐります。くすぐったさから手足をバタバタと動かすのが狙い。体を動かすことで骨格の構造的なゆがみが調整され、全身のバランスを整えることができます。また、全身の筋肉運動にもなります。

1回の時間は適宜。1日に数回刺激してあげるのがおすすめです。

立ちくらみに効く

原因の多くは自律神経の乱れ

子どもの立ちくらみのほとんどが、自律神経の調節がうまくいかないために起きる「起立性調節障害」と呼ばれるものです。成長期の子どもは自律神経が不安定であるうえ、精神的なストレスや環境の変化などが重なると、症状が出やすくなるといわれています。朝起きられない、疲れやすい、動悸、頭痛といった症状が見られる場合も。病気ですから、本人のやる気や気合いで解決できる症状ではありません。日常生活に支障をきたすほど重症なら、専門家に相談を。自律神経を整える効果のあるツボ療法も、改善に役立ちます。

❶百会（ひゃくえ）

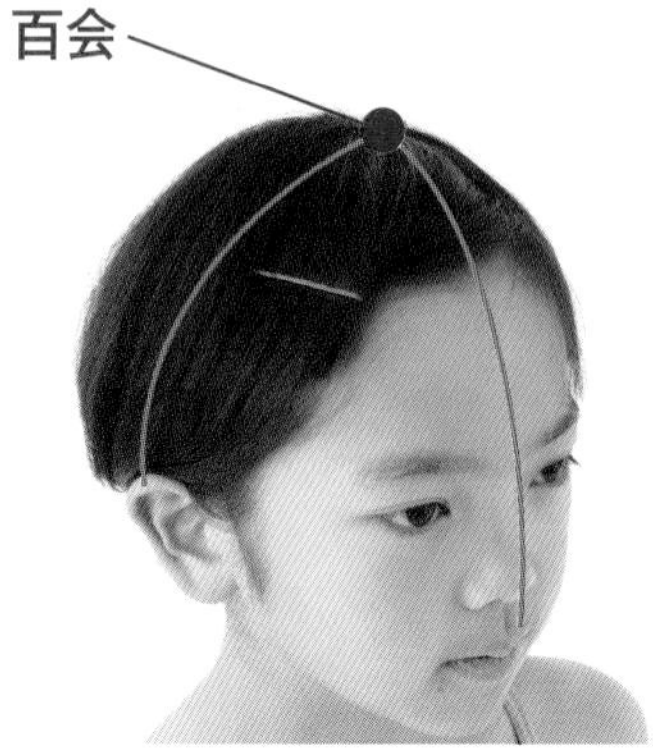

両耳と正中線（体の中心線）が交わるところです。左右の耳それぞれの一番高いところに親指を当て、頭頂部で中指が交わるところを探してもよいでしょう。

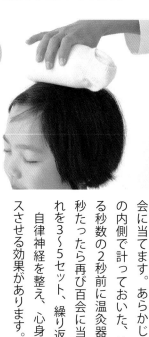

POINT 温灸器で温める

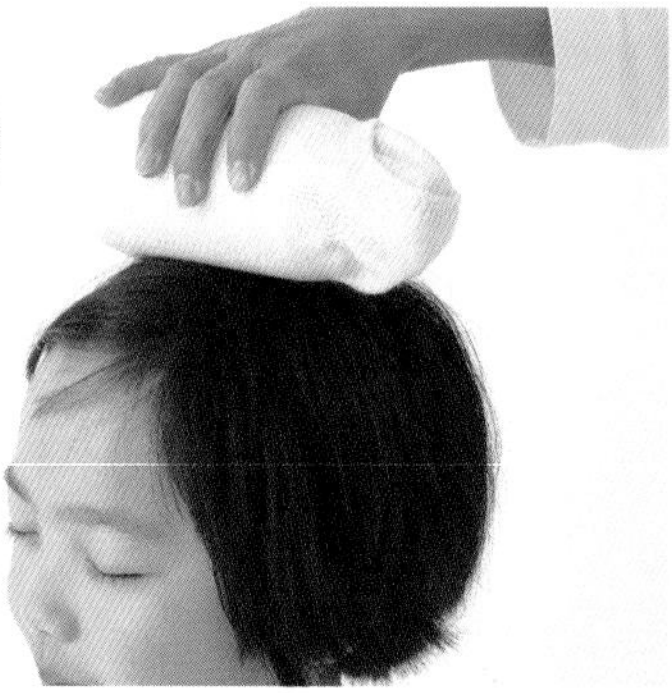

簡易温灸器（13ページ参照）を百会に当てます。あらかじめ自身の腕の内側で計っておいた、熱いと感じる秒数の2秒前に温灸器を離し、3秒たったら再び百会に当てます。これを3～5セット、繰り返しましょう。

自律神経を整え、心身をリラックスさせる効果があります。

②内労宮（うちろうきゅう）

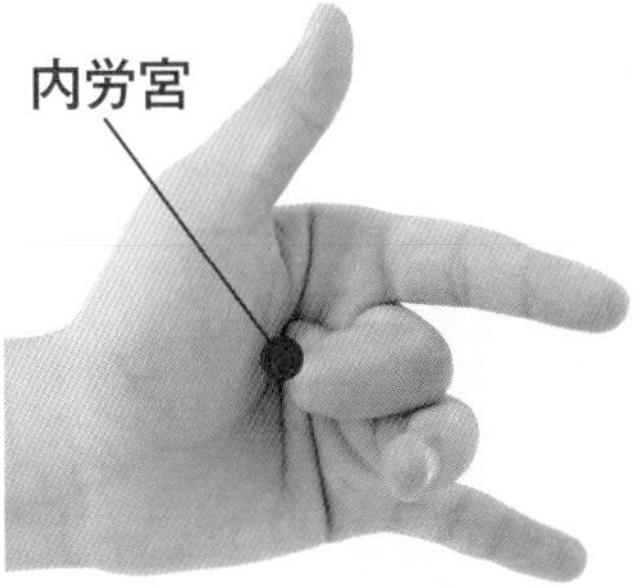

左手を握ったとき、中指があたるところがツボ。手のひらの中央にあります。小児推《すい》拿《な》独自のツボで、左側だけを刺激します。

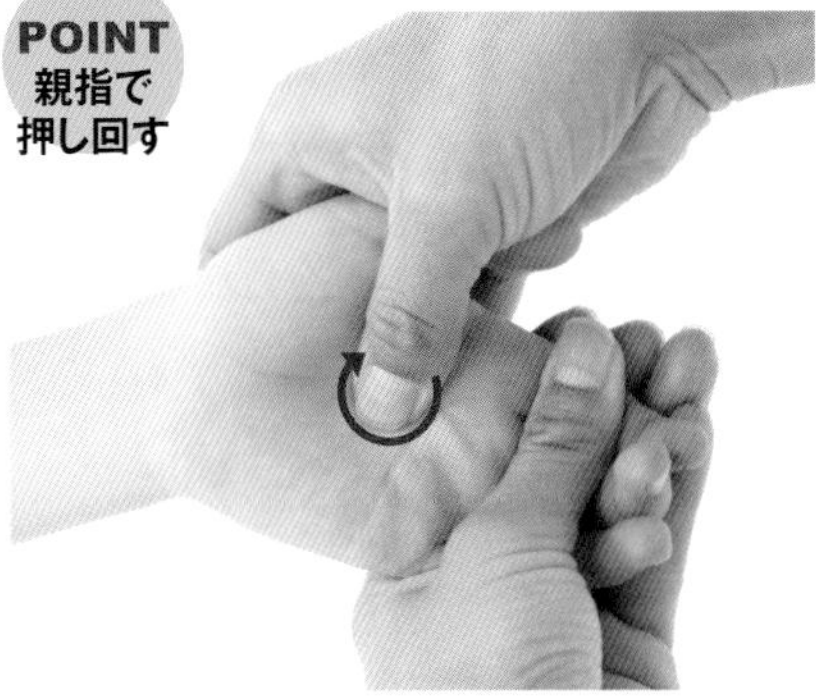

子どもの左手をとり、手のひらを上に向けます。親御さんの利き手と逆の手で、子どもの人さし指から小指の4本を握り固定しましょう。

続いて利き手の親指の腹を内労宮に当て、親指がズレないように、50回ほど押し回します。

③太衝（たいしょう）

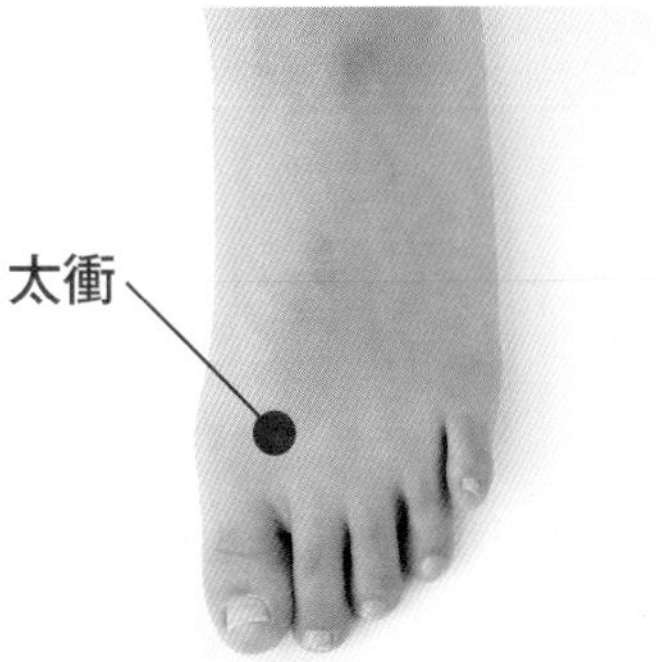

足の親指と人さし指のまたを、甲に向かって押し上げていきます。骨に止まってぶつかる、へこんでいるところがツボです。左右の足にあります。

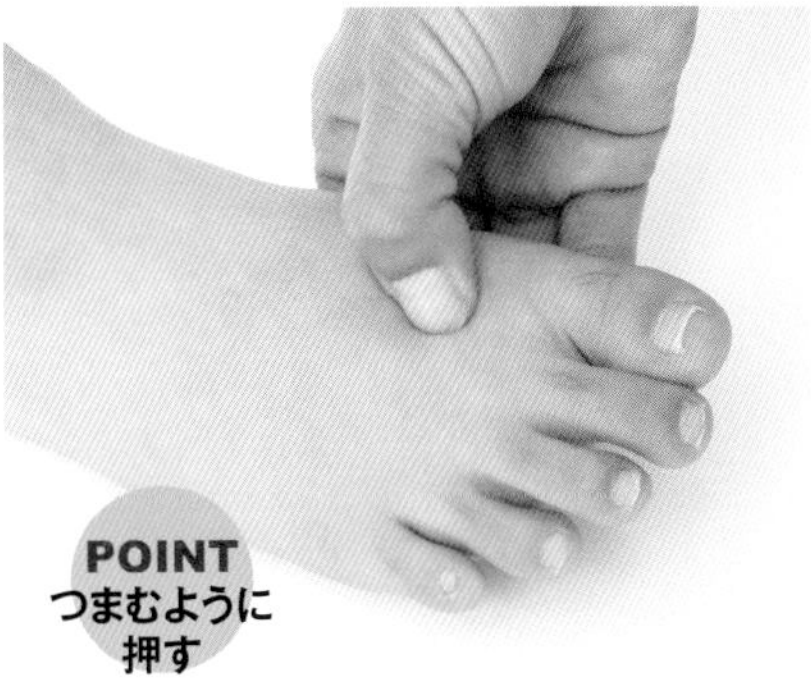

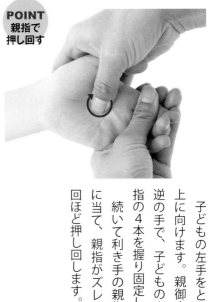

親御さんの利き手の親指を太衝に当て、中指を足の裏側に当てて支えます。親指と中指でつまんで太衝を刺激したら緩め、再びつまんでは緩めます。これを5~7回繰り返しましょう。続いて反対足の太衝も、同様に刺激します。

気血の流れをよくするツボで、めまいにも効果を発揮します。

疲れ目・視力低下に効く

長時間のスマホやゲームが悪影響

長時間のパソコン業務やスマホの使用により、眼精疲労やドライアイに悩む人が増えています。子どもも例外ではありません。近ごろは学習サポートにタブレットを使用するなどデジタル機器の導入が進んでいますし、長時間、スマホゲームやＳＮＳに夢中な子どもも増加傾向にあります。

子どもの目はピント調節機能が高いため、ゲームやスマホなどを至近距離で見続けても目の疲れを感じにくいのですが、負担はかかっています。子どもの疲れ目や、視力低下は切実な問題といえるでしょう。

❶足大指端（そくだいしたん）

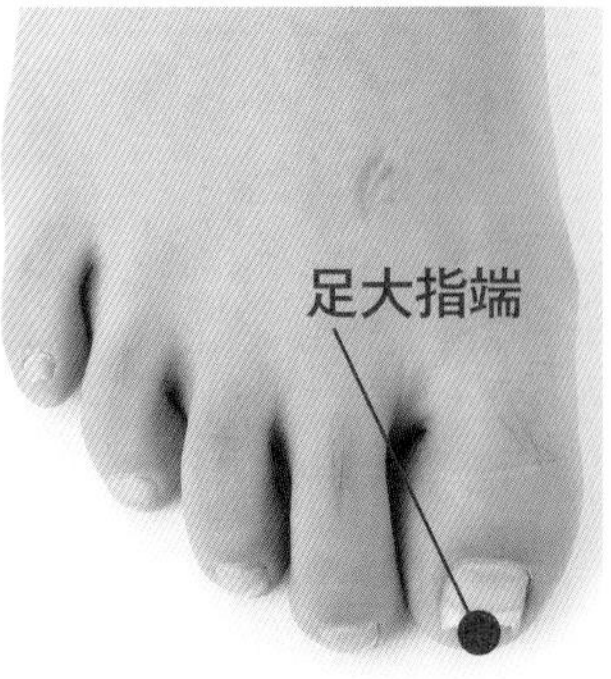

足の親指の先端1か所がツボです。左足、右足ともに刺激しましょう。

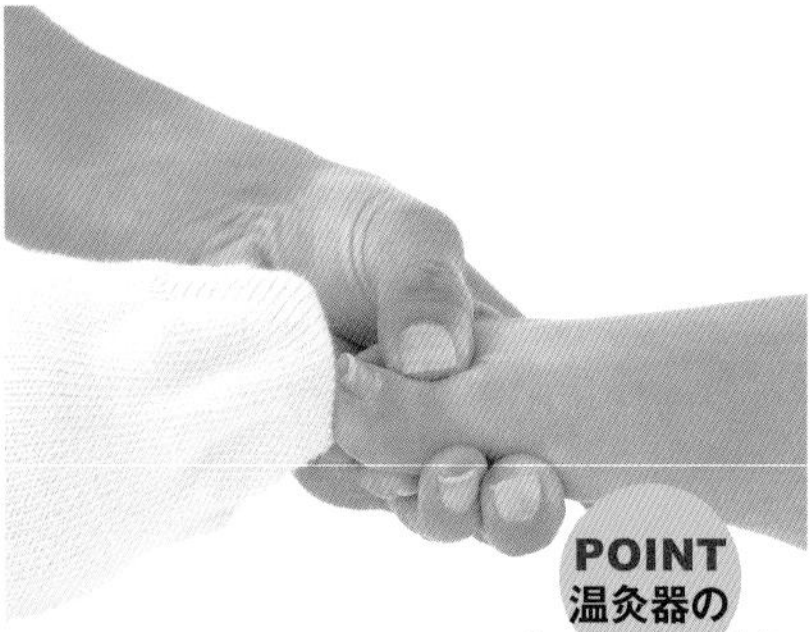

簡易温灸器（13ページ参照）を使います。押すのはキャップ側です。

足大指端に温灸器を当てます。あらかじめ自身の腕の内側で計っておいた、熱いと感じる秒数の3秒前に温灸器を離し、2秒たったら再び当てます。これを3回繰り返しましょう。

続いて反対足の足大指端も同様に刺激します。

② 風池（ふうち）

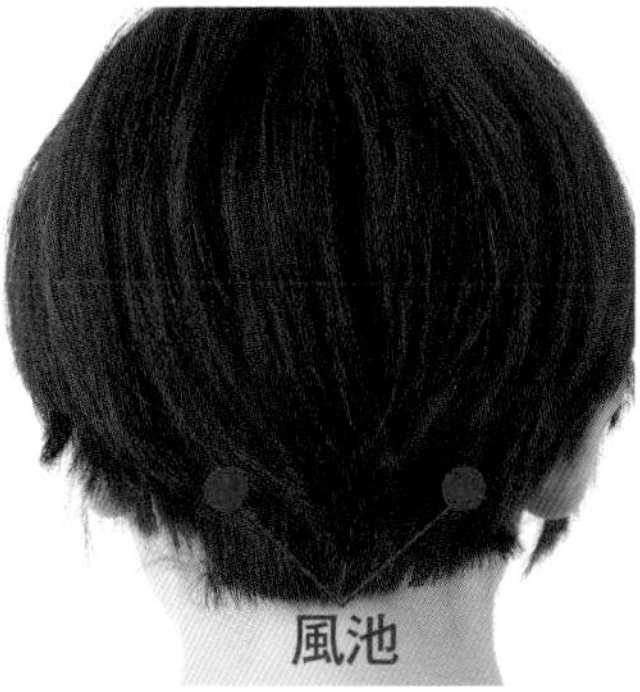

後頭部の中央、髪の生えぎわあたりのくぼみと、耳たぶの中間にツボがあります。くぼんでいて押すと響きます。

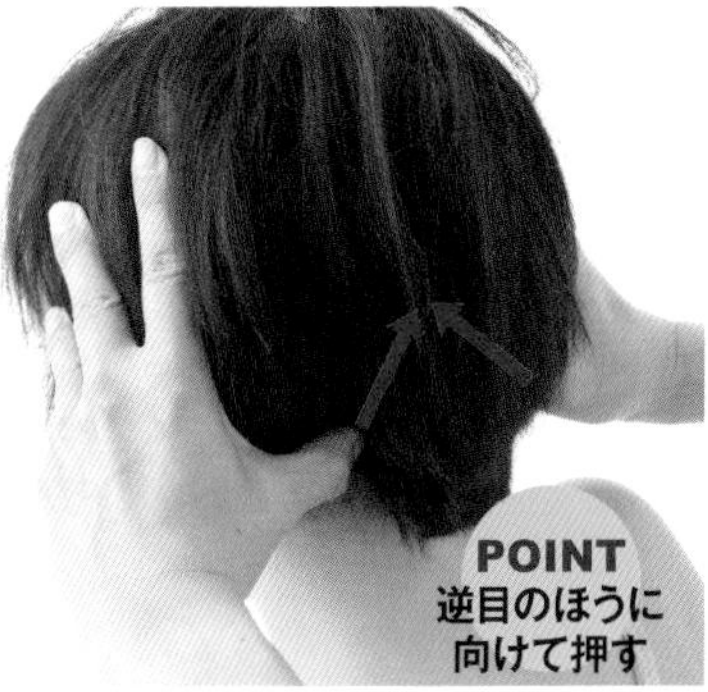

子どもをいすに座らせ親御さんは後ろに立ちます。親御さんの親指の腹を子どもの左右の風池にそれぞれ当て、風池を押します。

肝心なのは押す方向。右の風池は左目に向かって、左の風池は右の目に向かって、ジワッと押しては緩めましょう。これを3回繰り返します。押し込む方向を間違えないよう、丁寧に行いましょう。

③ 攅竹（さんちく）

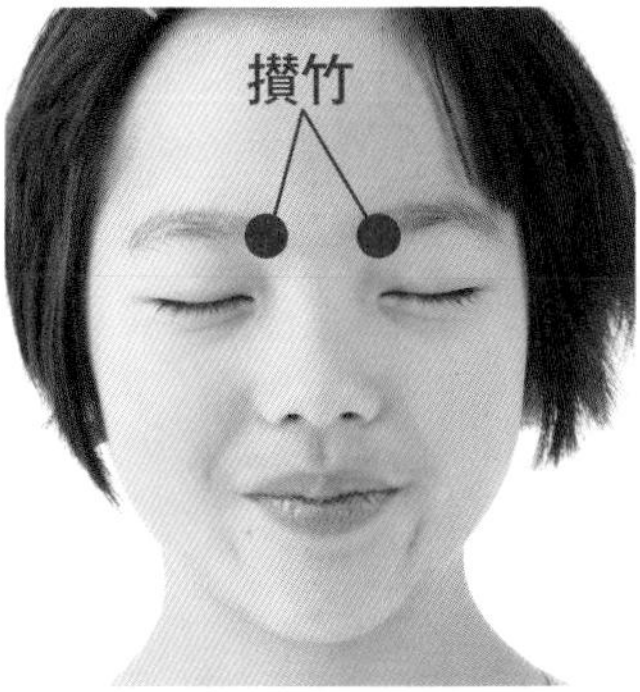

眉の内端にあります。眉がしらのあたりを押して痛いところがツボです。

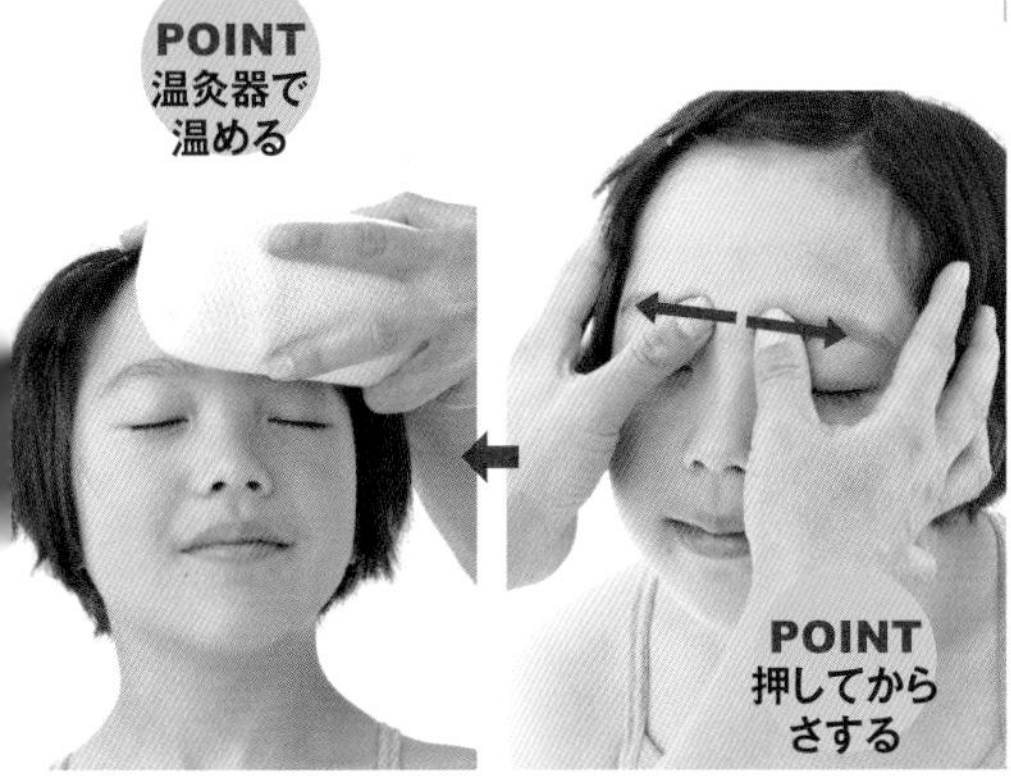

子どもと向き合って座るか、子どもをあおむけに寝かせます。左右の攅竹に親指の腹を当て、2、3秒優しく圧迫してから、眉尻までさすり流します。5回繰り返しましょう。続いて簡易温灸器（13ページ参照）を左眉に当てます。あらかじめ自身の腕の内側で計っておいた、熱いと感じる秒数の2秒前に温灸器を離し、右の眉も同様に。左右交互に3回ずつ行います。

便秘に効く

学校での排便を避けて便秘になる子も

多くの便秘は、食物繊維不足など食事内容の偏りや過食、運動不足が原因です。あるいはうまくいきめない、学校での排便をがまんしてしまうなど、便意があっても排便できないことも、便秘を引き起こす原因となります。

便秘がひどくなると、腹痛やおなかの張り、気持ち悪さを感じたり、切れ痔になってますます排便が苦痛に。下痢が慢性化することもあります。

ガンコな便秘は解消まで時間がかかるもの。食生活の改善とツボ療法を、根気よく続けてあげましょう。

❶天枢（てんすう）

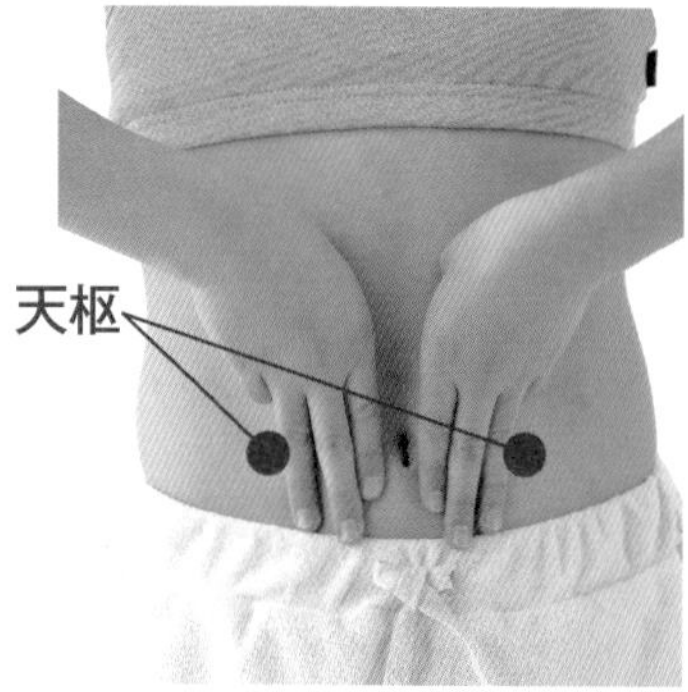

おへそと同じ高さで、子どもの人さし指から中指までの3本指幅分離れたところにあります。左右とも刺激しましょう。

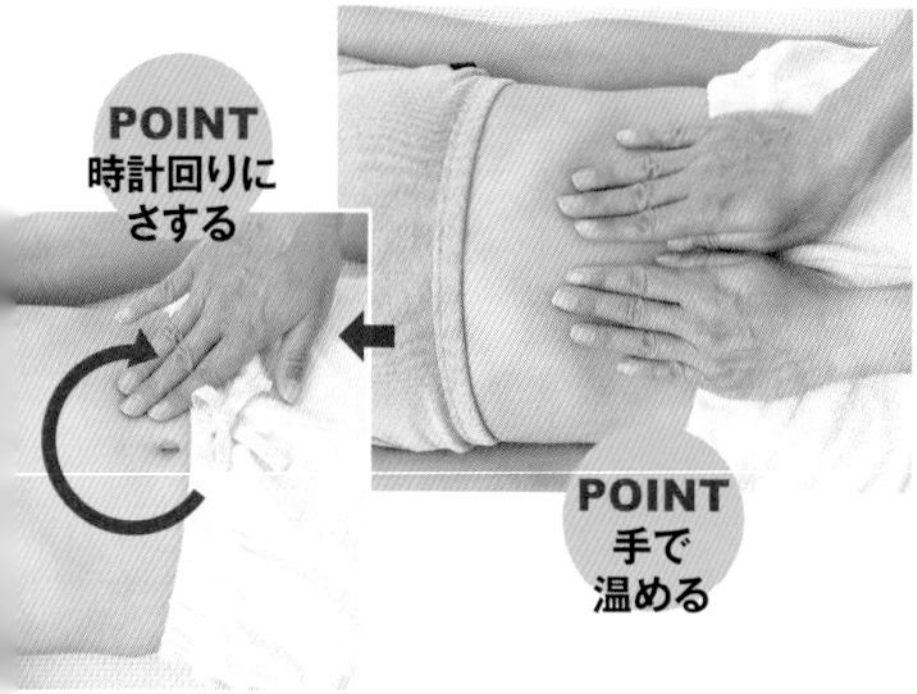

親御さんの両手のひらを熱くなるまでこすり、左右それぞれの天枢に手のひらを当てて30秒ほどキープします。

続いておへそを中心に、時計回りに円を描くように5分ほどさすります。おへそのまわりを刺激することが大事で、中でも天枢が重要なので、天枢を意識しながらおなか全体をさするようにしましょう。

② 七節（ななせつ）

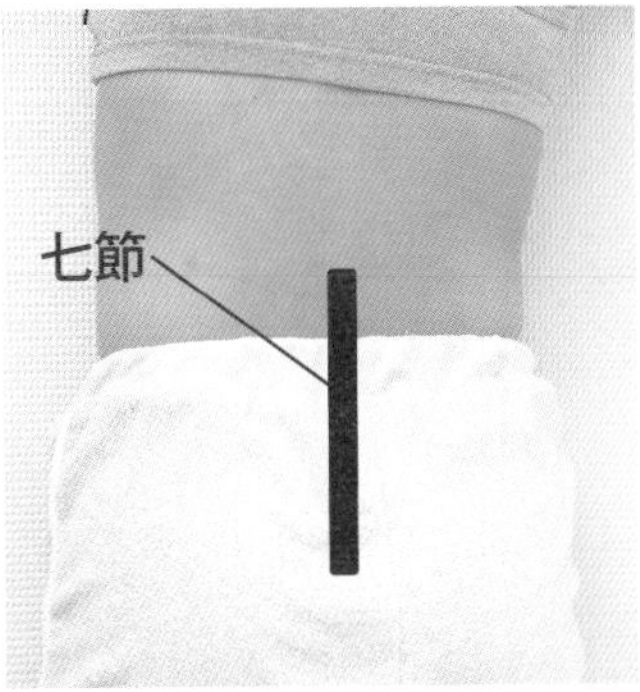

背骨上のラインのうち、おへその真裏から尾骨までがツボです。小児推拿《すいな》独自のツボです。

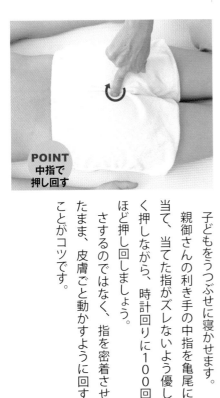

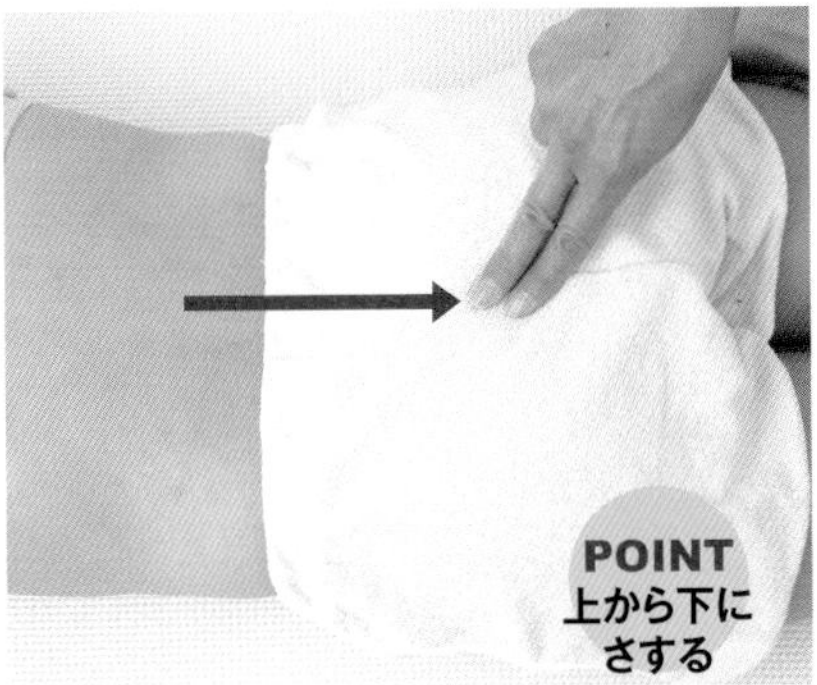

子どもをうつぶせに寝かせます。温かい手で刺激すると、より効果が高まるので、まずは親御さんの両手をよくこすりましょう。利き手の親指、もしくは人さし指と中指2本の腹を、おへその真裏に当てます。そのまま尾骨に向かって優しくさすりおろしましょう。1秒間に5センチの速さを目安に、100回ほど、繰り返しさすってあげましょう。

③ 亀尾（きび）

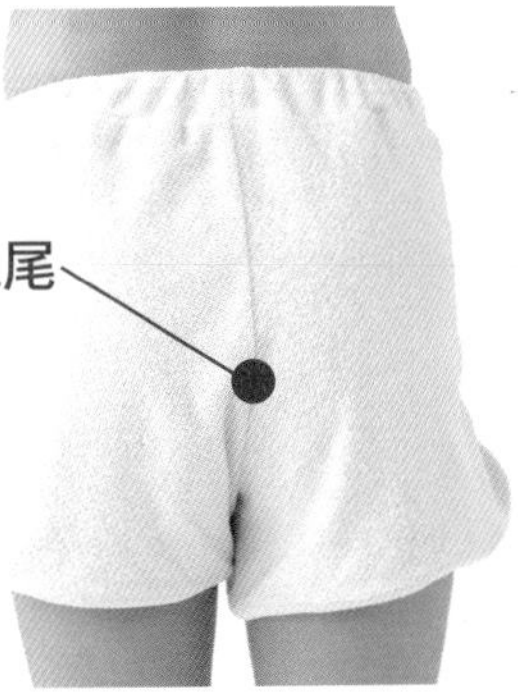

尾骨と肛門の中間点、尾骨から外れた肉のところにツボがあります。小児推拿《すいな》独自のツボです。

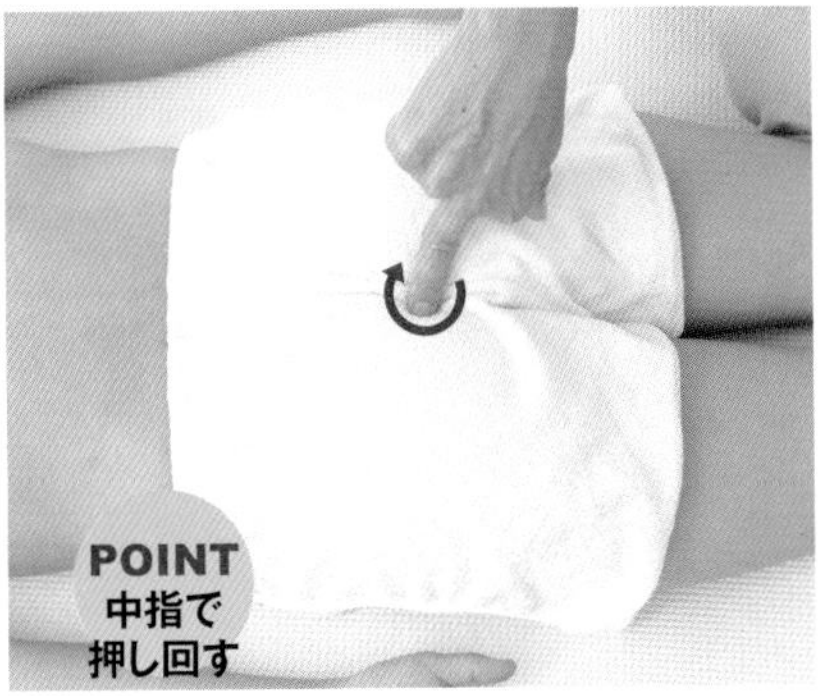

子どもをうつぶせに寝かせます。親御さんの利き手の中指を亀尾に当て、当てた指がズレないよう優しく押しながら、時計回りに100回ほど押し回しましょう。さするのではなく、指を密着させたまま、皮膚ごと動かすように回すことがコツです。

冷えに効く

冷えると免疫機能が低下する

近ごろ冷え症な子どもが増えているようで、数十年前と比べ、子どもの平熱が下がっているといわれています。運動不足のほか、夜更かしや朝食欠食など生活リズムの崩れによる自律神経の失調が、原因のひとつといえるでしょう。体が冷えれば、免疫機能が落ちて病気にかかりやすくなり、アレルギー症状も出やすくなります。規則正しい生活を心がける、湯船に入るといった生活習慣の見直しと合わせ、体を温めるツボを刺激してあげましょう。入浴時、熱めのシャワーをツボに当てるのも、温熱刺激になります。

❶ 腰陽関（こしようかん）

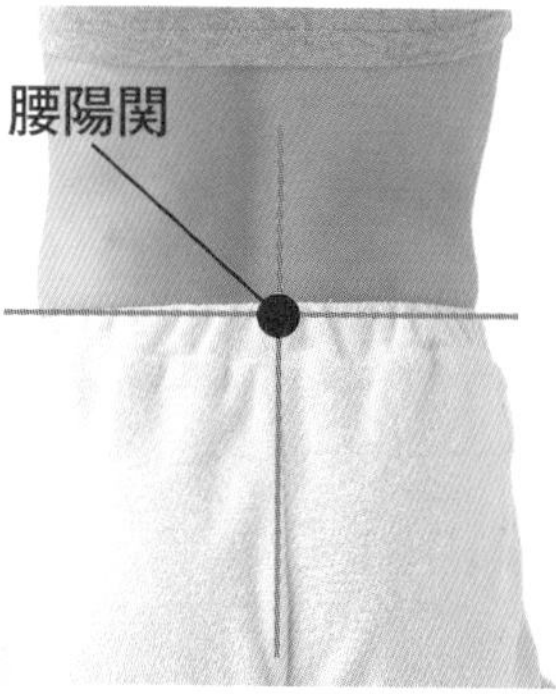

体の背中側にあります。骨盤の一番高いところの高さで、背骨と交わるところがツボです。

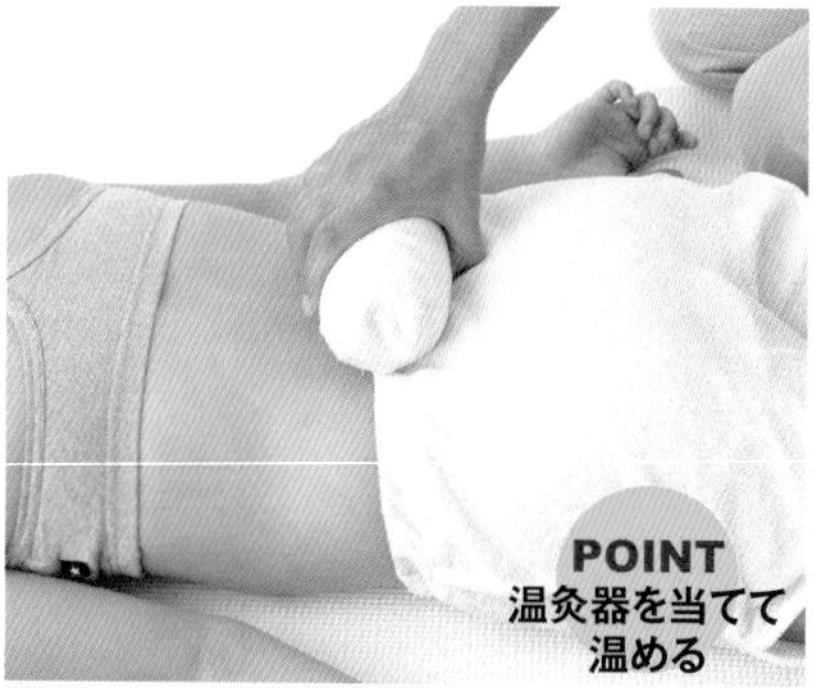

簡易温灸器（13ページ）を3つのツボそれぞれ当てます。至陰のツボは小さいので、キャップ側を押し当てましょう。

熱くなりすぎないようあらかじめ計っておいた、熱いと感じる秒数の3秒前に温灸器を離し、2秒たったら再び当てること。これを3〜5セット、繰り返します。至陰と三陰交は、左右の足のツボとも刺激しましょう。

❷ 至陰（しいん）

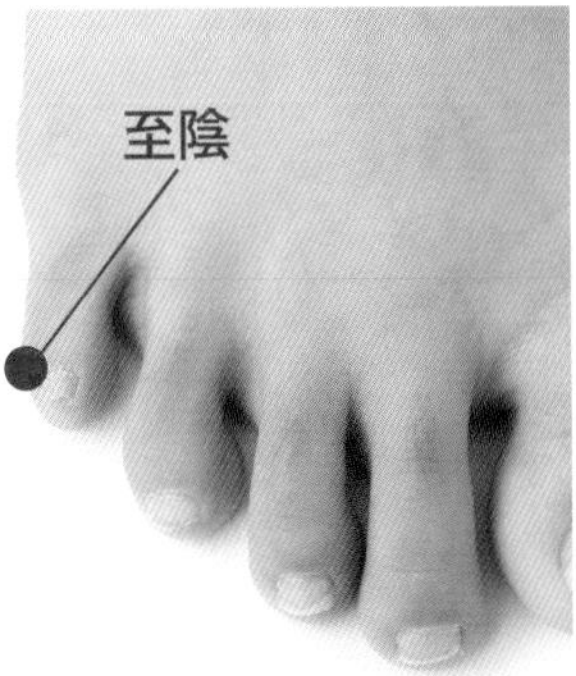

足の小指、つめの生えぎわの角がツボです。２か所ある角のうち、親指から遠い側にあります。左右の足とも刺激しましょう。

❸ 三陰交（さんいんこう）

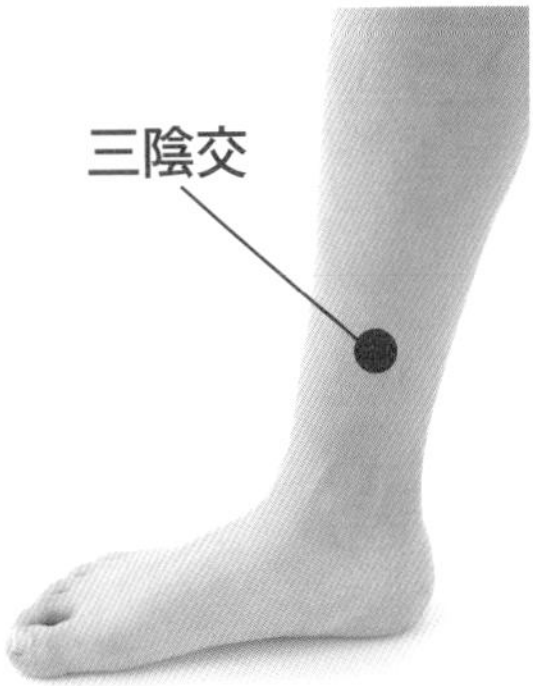

内くるぶしの中央から子どもの人さし指から小指の４本指幅分、上がったところ。頸骨（すねの骨）のきわにあります。左右の足とも刺激しましょう。

ツボ療法にプラスして体質改善をサポート

冷えに効くしょうがドリンク療法

体を温めてくれる食べ物の代表がしょうがです。おろししょうがを使って作るドリンクで、冷えを改善していきましょう。

作り方

おろししょうが15グラムを250ミリリットルのお湯に溶かします。はちみつ、もしくはメープルシロップ大さじ1を入れてよく混ぜれば完成です。

好みでシナモンパウダーを加えても構いませんし、お湯の代わりにノンアルコールの甘酒を使うのもおすすめです。

しょうがドリンク

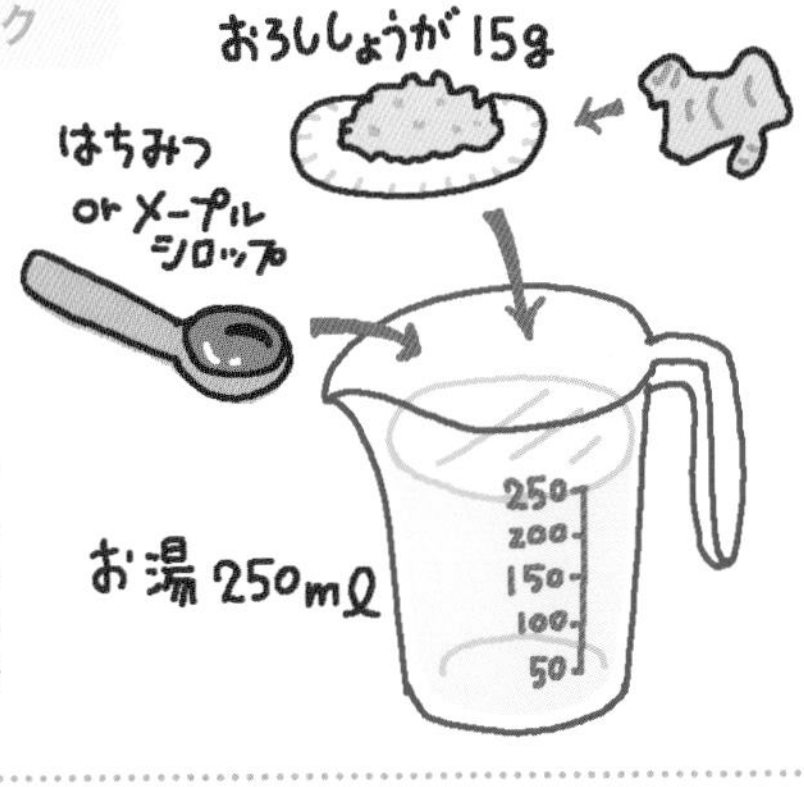

甘みを加えることで、子どもでも飲みやすいしょうが湯になります。はちみつにアレルギーがある場合は、別の甘味料を使ってください。

のぼせに効く

自律神経の失調がのぼせを招く

発熱しているわけではないのに、頭や顔にほてりを感じる状態がのぼせです。おふろに長く入りすぎたり、炎天下で活動したりして一時的にのぼせることもあれば、自律神経の失調によりのぼせることもあります。

また、末端の冷えと同時に表れる「冷えのぼせ」が起きることもあります。血液や水分の循環を整えてあげるのが、改善の近道。昼は外で体を動かし、夜は十分な睡眠をとるよう、促《うなが》してあげましょう。発熱やめまいなどほかの症状もともなう場合は、急ぎ受診してください。

❶風池（ふうち）

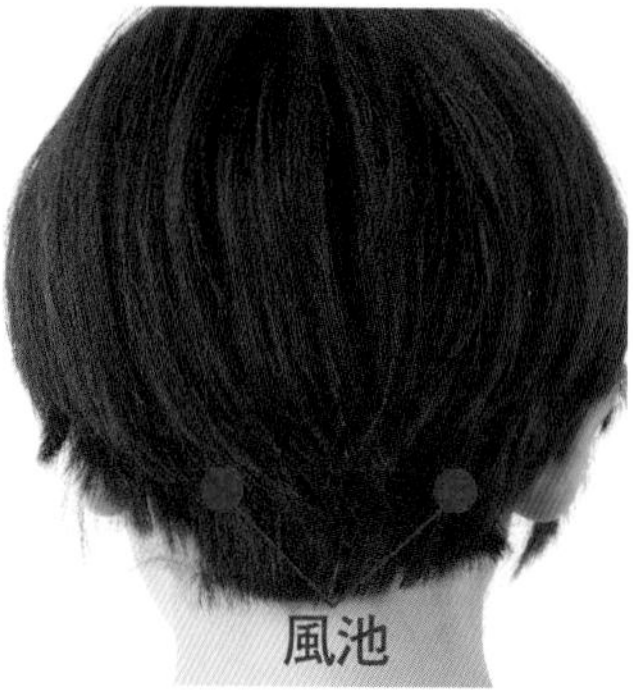

後頭部の中央、髪の生えぎわあたりのくぼみと、耳たぶの中間にツボがあります。くぼんでいて押すと響きます。

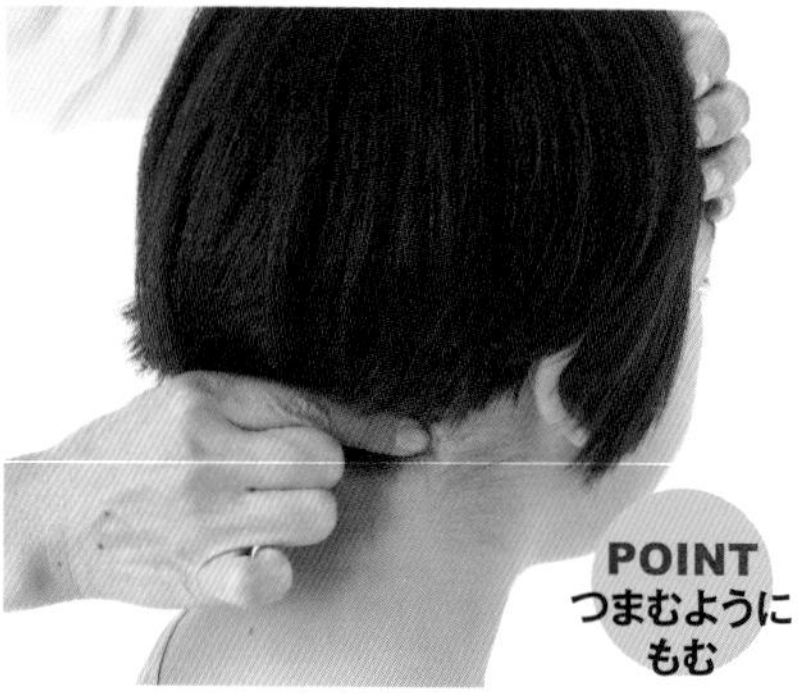

親御さんの利き手の親指と人さし指の腹を、子どもの左右の風池にそれぞれ当て、親指と人さし指でつまむように3回〜5回風池をもんで刺激しましょう。反対側の手は手のひらを子どものおでこに当て、体を支えてあげます。スキンシップをとることで、ツボ療法の効果を高めることができます。

② 三陰交（さんいんこう）

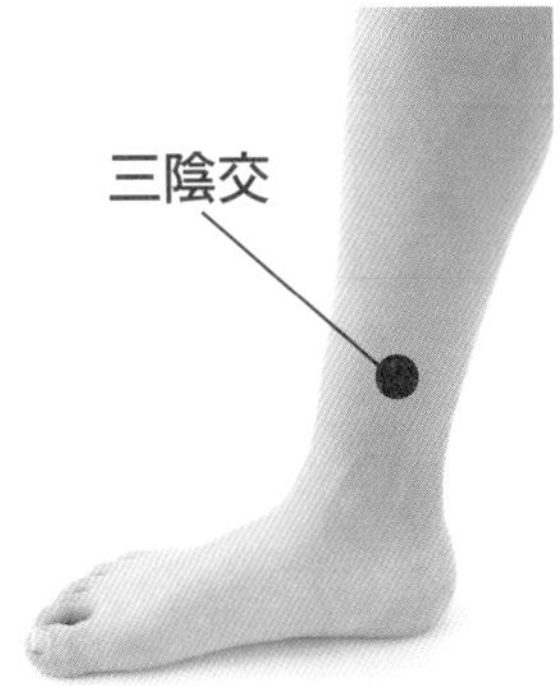

内くるぶしの中央から子どもの人さし指から小指の４本指幅分、上がったところ。頸骨（すねの骨）のきわにあります。左右の足とも刺激しましょう。

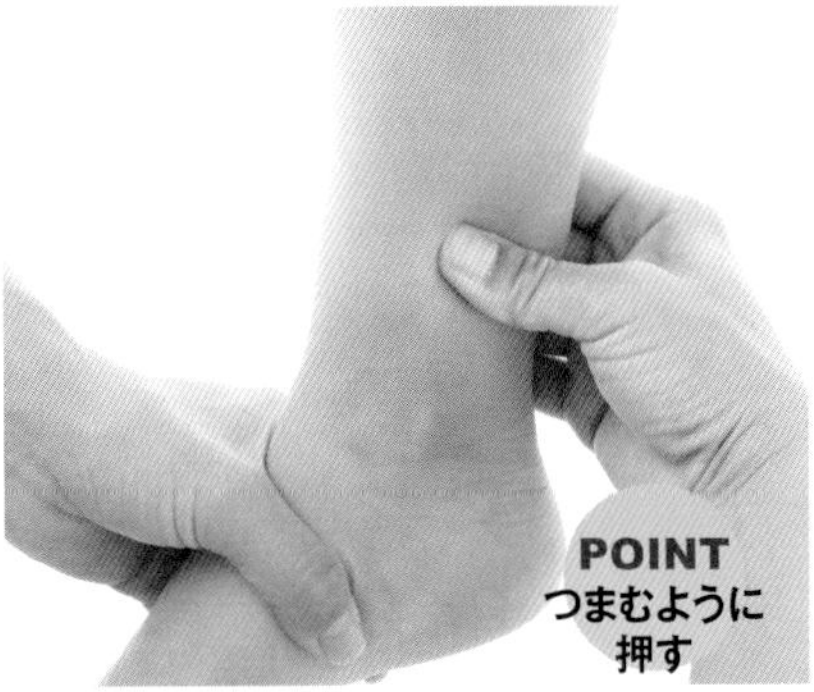

親御さんの利き手の親指を三陰交に当て、ほかの4本指を足の反対側に当てて支えます。指でつかむように三陰交を押しては緩め、再びつかんでは緩めます。これを3~5回繰り返しましょう。続いて反対足の三陰交も、同様に刺激します。

③ 湧泉（ゆうせん）

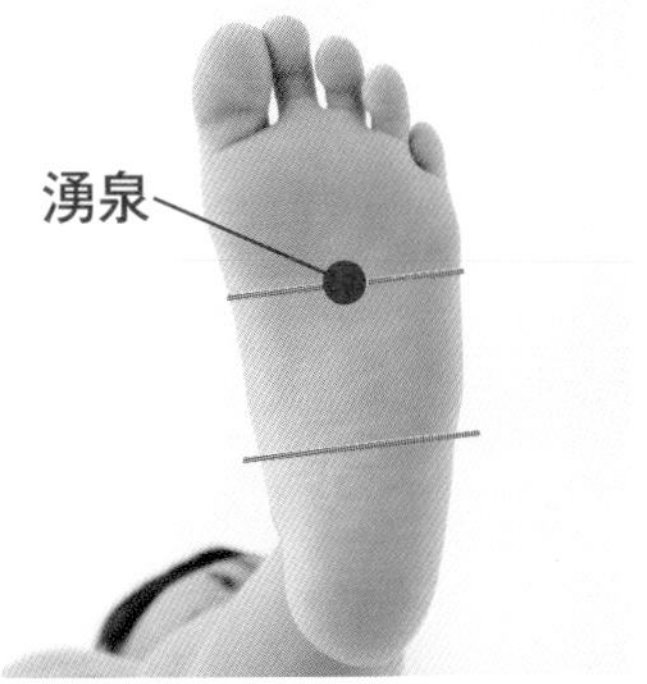

足の裏を３等分したとき、指側から３分の１のところにある中央のくぼみがツボです。足でグーをするともっともくぼむところです。

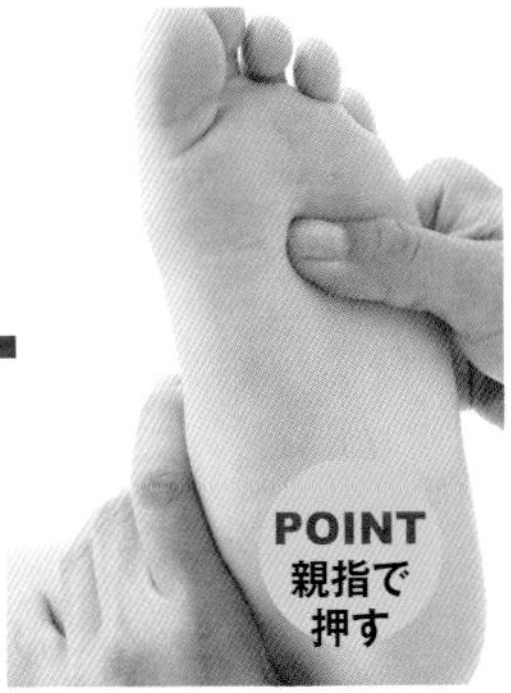

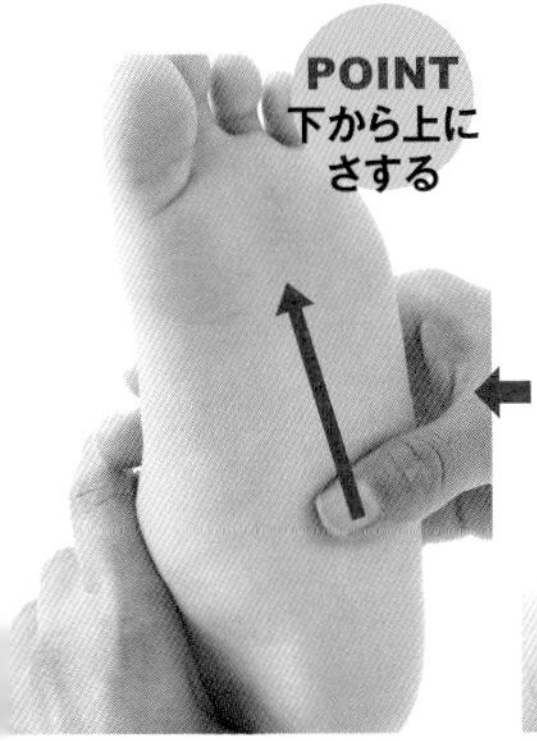

利き手と逆の手で子どもの足首をつかんで支え、利き手の親指を湧泉に当てます。残りの4本指を甲側に当てて支え、湧泉を押しては緩めること3~5回。続いて、かかとのきわ（ふくらみが終わるあたり）から湧泉までを、50回ほどさすりましょう。さする方向はかかとから指先に向かう一方向のみです。反対足の湧泉も同様に刺激します。

虚弱体質に効く

触れることで心も体も発育が促進

皮膚への刺激は自律神経を介して、脳から脊髄などの中枢神経につながり、内臓の働きを活発にしてくれます。つまり子どもにたくさん触れることが、発育の促進につながるのです。触れる際にツボ療法をプラスすることで、より健康効果は高まるといえるでしょう。

また、たくさん触れ合うことで親子の信頼関係も構築されやすくなります。それが成長してからの情緒的な安定や、自律神経の安定などにつながることもわかってきました。ツボ療法で触れることが、子どもの心と体、両方の成長に好影響をもたらすのです。

❶百会（ひゃくえ）

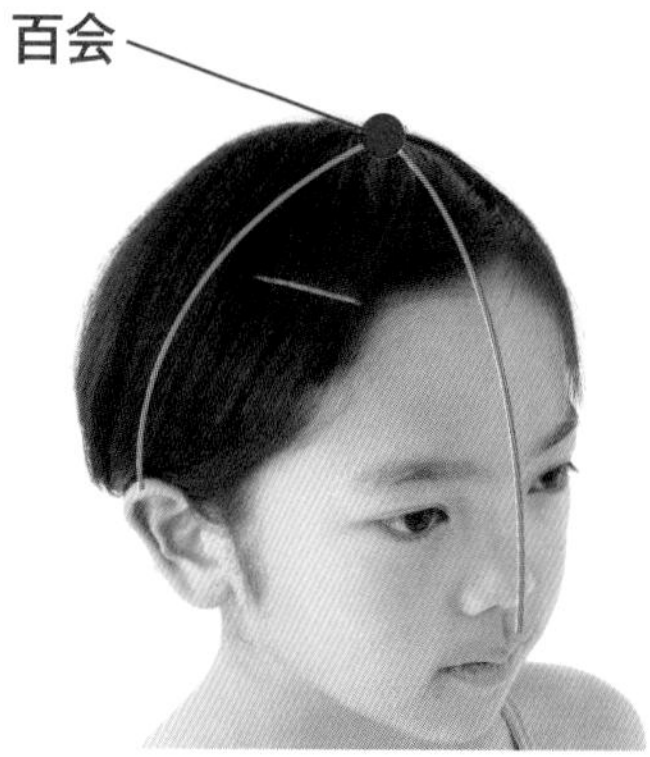

両耳と正中線（体の中心線）が交わるところです。左右の耳それぞれの一番高いところに親指を当て、頭頂部で中指が交わるところを探してもよいでしょう。

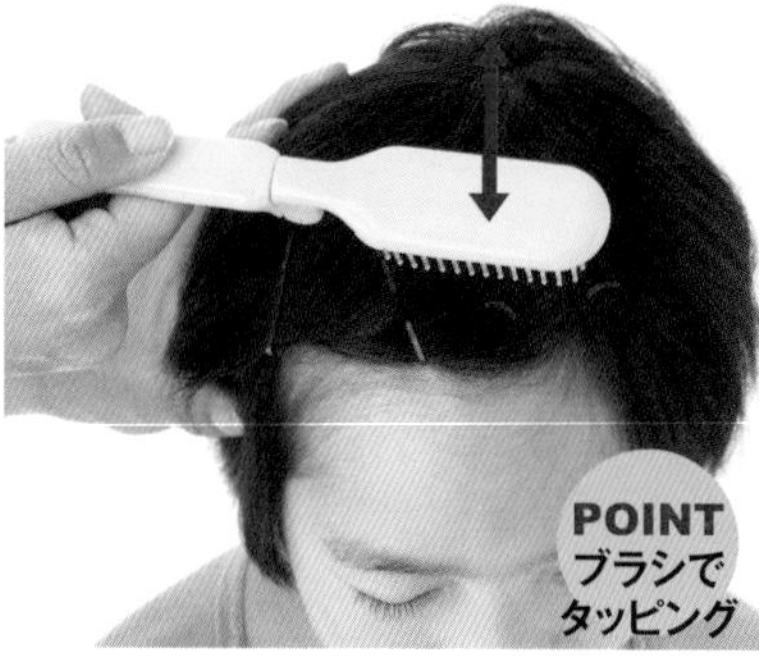

毛先が柔らかい、ナイロン製のヘアブラシを使います。髪の生えぎわから百会までのラインを、ヘアブラシで優しくタッピングしましょう。20秒ほど続けます。

反対の手は子どもの頭に添えること。たくさん触れ合うことでスキンシップが深まり、ツボ療法の効果も高まります。

② 神闕（しんけつ）

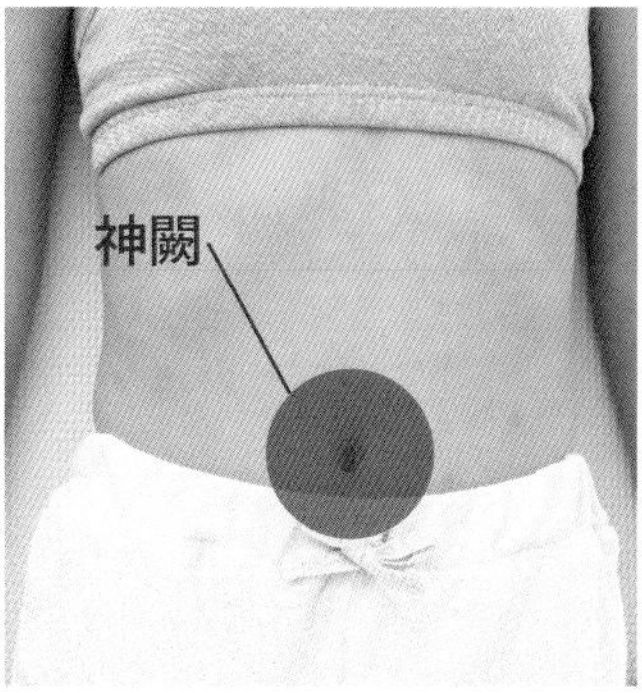

おへそそのものと、その周辺がツボとなります。おへそは全身を整える重要なスイッチの役目を果たします。

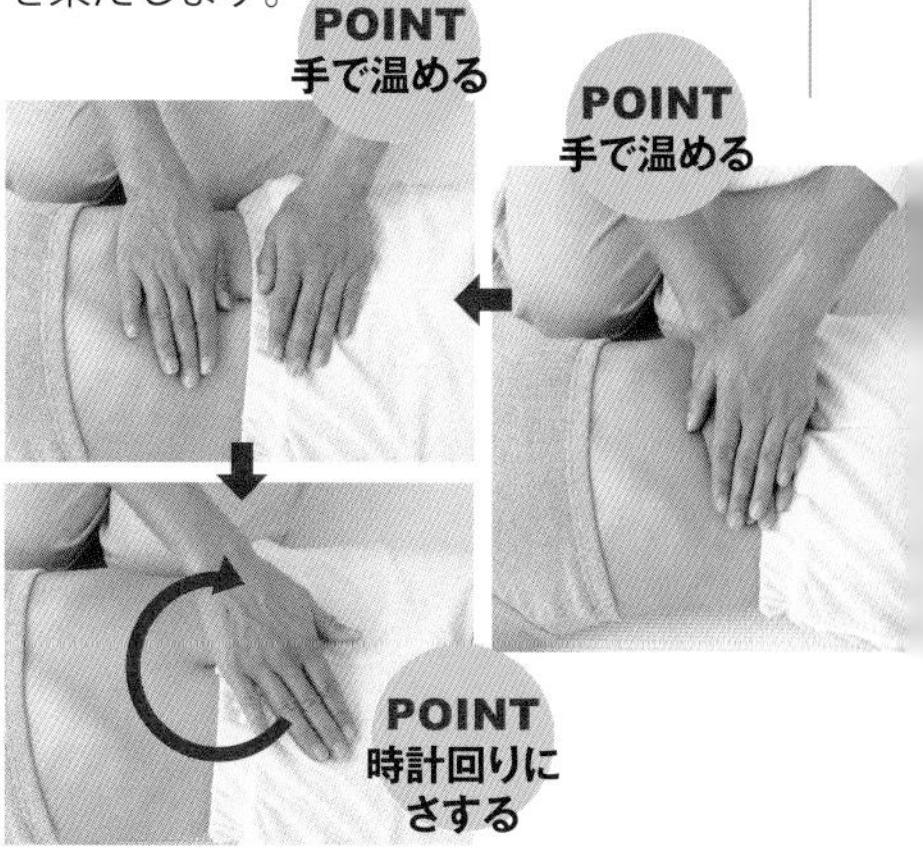

左右の手を熱さを感じるまでこすり合わせます。熱くなったところで両手を重ねて子どものおへそに当て10秒キープしましょう。続いて両手をおへそを挟んだ上下に当てて10秒キープします。

最後に利き手でおなか全体を優しく、20秒ほど時計回りにさすってあげましょう。

③ 脊柱（せきちゅう）

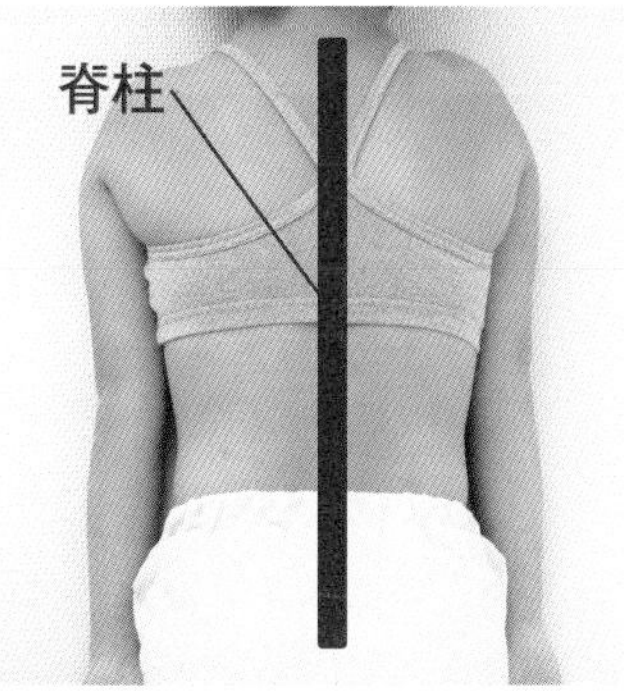

脊柱とは背骨の正式名称で、解剖学上の名前がそのままツボの名前になっています。体の背面、首のつけ根からおしり下部までのラインをツボと考えます。

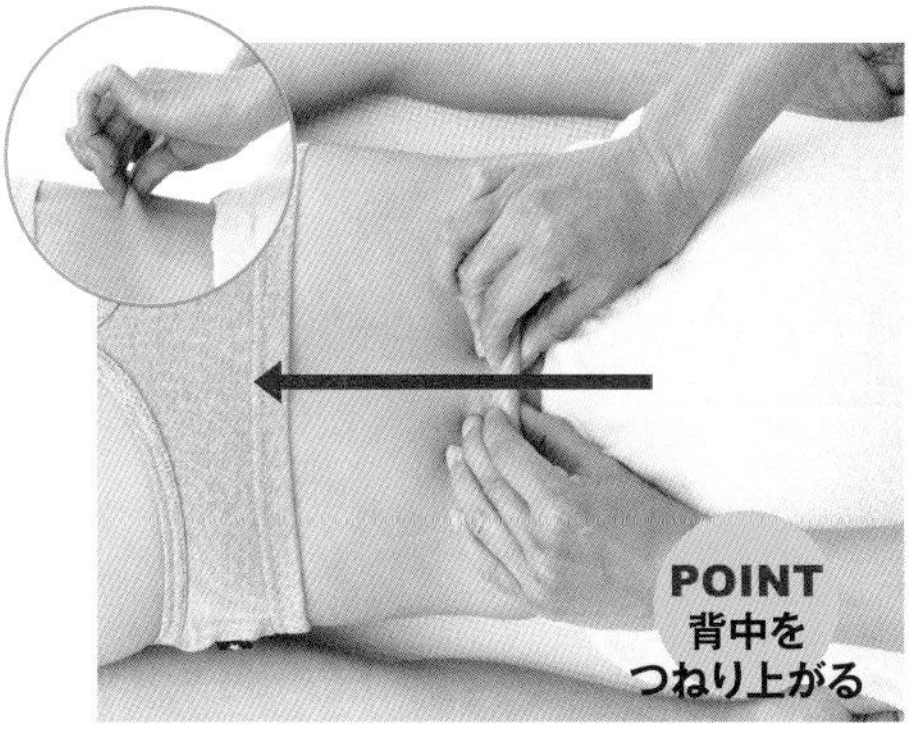

捏脊《ねっせき》（14ページ参照）をします。子どもをうつぶせに寝かせ、親御さんの左右の親指、人さし指、中指をおしり下部に置きます。人さし指、中指を前に送り、肌に密着したまま親指をたぐり寄せて皮膚をつまみ上げます。これを繰り返し首のつけ根まで上がったら、背骨をさすり下ろして再びつまんで上がっていきます。3~5回繰り返し、最後の1回は三捏一提《さんねついってい》で行いましょう。

中耳炎に効く

子どもは耳管が短く、かかりやすい

耳の穴の奥には鼓膜があり、鼓膜のさらに奥に中耳という部分があります。中耳は鼻と耳をつなぐ耳管とつながっているため鼻からの細菌やウイルスが入りやすく、中耳で炎症が起きると中耳炎となります。

子どもの耳管は大人よりも短いため、中耳炎を起こしやすい傾向があり、中耳炎になると耳の痛みや発熱、聞こえにくさといった症状が表れます。

悪化すると切開手術が必要になったり、後遺症が残ることも。早めの段階で耳鼻科を受診し、ツボ療法もあわせて行いましょう。

❶ 聴宮（ちょうきゅう）

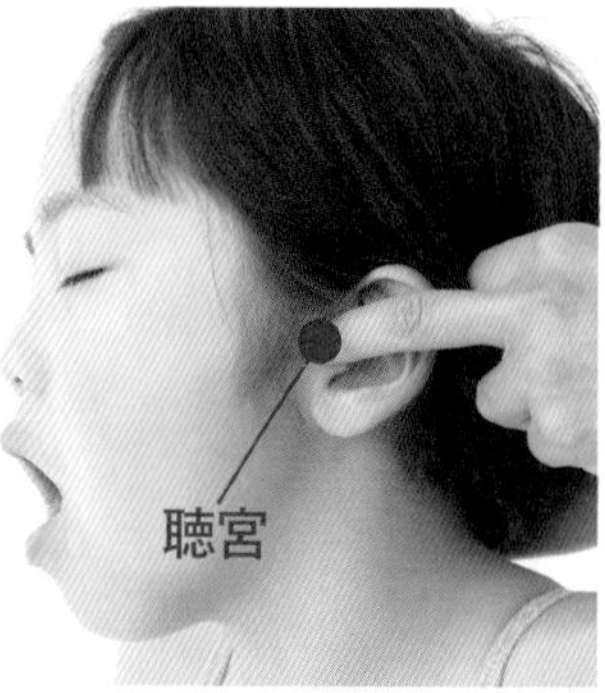

「耳珠」という、耳の顔側にある小さな出っ張りのすぐ横にあります。指で押さえて口を開けたとき、へこむところがツボです。

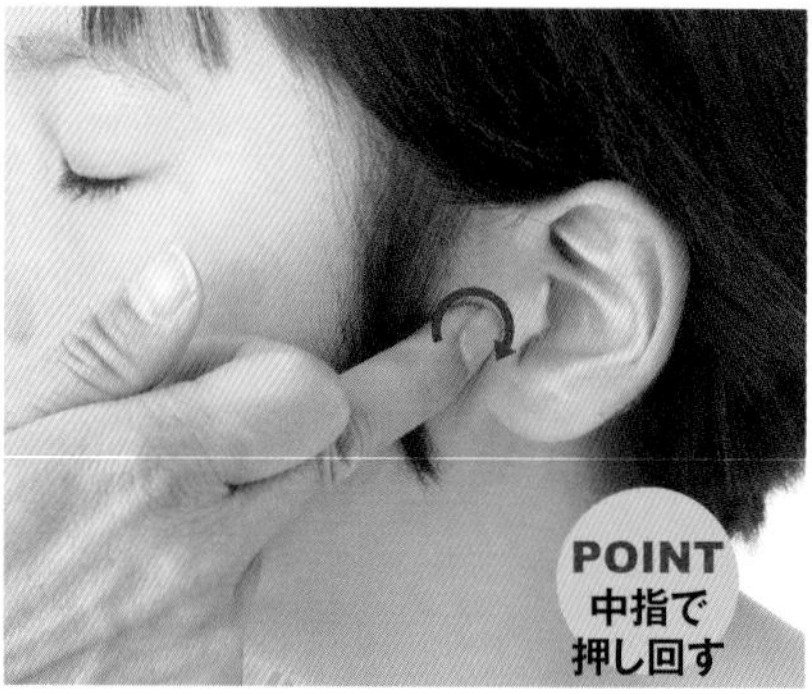

ツボ刺激のやり方は、3つとも同じです。左右のうち中耳炎になっている側のツボに中指の先端を当て、指先がズレないよう押し込みながら、50回ほど押し回します。反対の手は逆側の側頭部に当て、頭を支えてあげましょう。支えることで、よりしっかりと刺激が入ります。

❷ 耳門 （じもん）

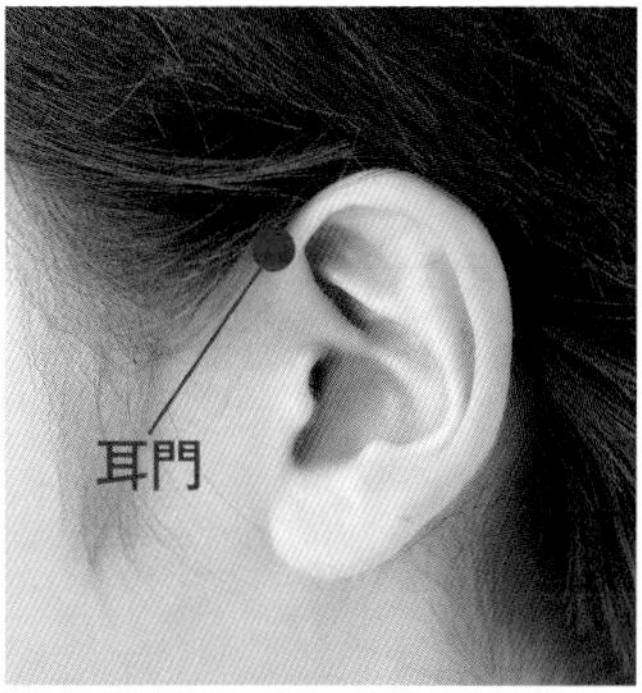

❶の聴宮のやや上、耳のつけ根のあたりにあります。耳門も指で押さえて口を開けるとへこむので、子どもに口を開けてもらって探すといいでしょう。

❸ 翳風 （えいふう）

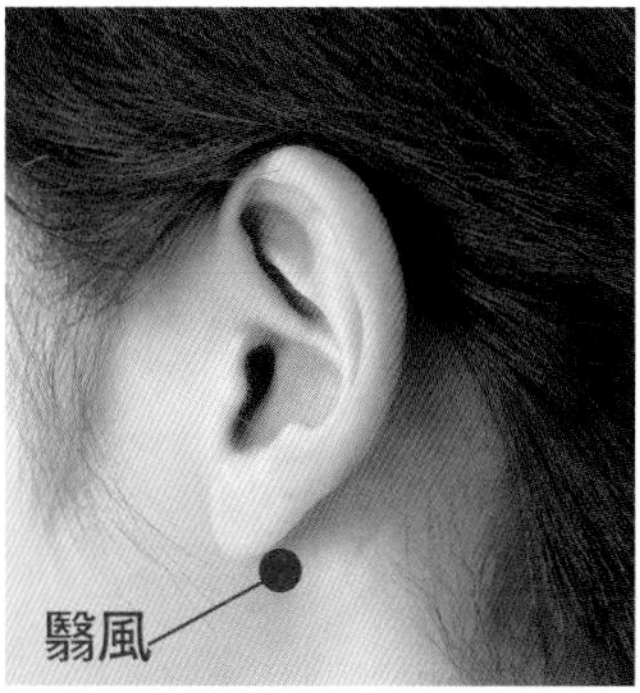

耳の後ろにある出っ張った骨とあごの角を結んだ線の中間点にあるくぼみです。耳たぶの一番下の高さで、あごの骨の後縁にあります。

中耳炎を改善するもう一つのツボ療法

中耳炎のツボを簡易温灸器で温める

プロの施術では、上記のツボにお灸をするところですが、家庭では、簡易温灸器を使って温めるのがおすすめです。

やり方

簡易温灸器（13ページ）のキャップ側を、聴宮に当てます。あらかじめ自身の腕の内側で計っておいた、熱いと感じる秒数の2秒前に温灸器を離し、3秒たったら再び当てましょう。これを3～5セット、繰り返します。耳門、翳風も同様に、中耳炎になっている側のツボを刺激します。

温灸器を使うツボ療法

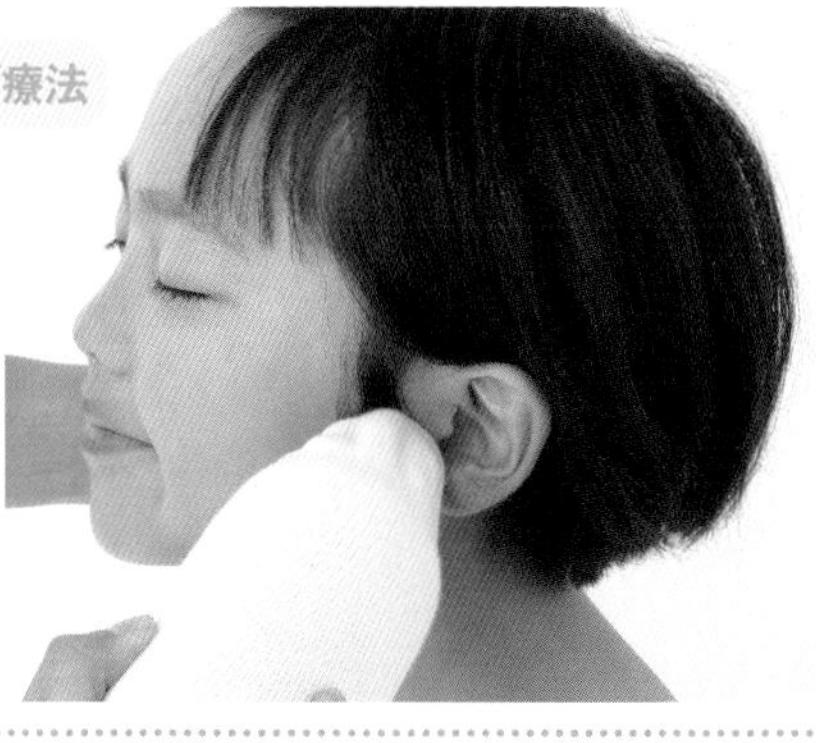

小さな範囲を刺激するときは、キャップ側を当てましょう。ポイントを的確に温められます。

鼻血に効く

鼻の圧迫とあわせてツボを刺激する

鼻炎などで何度も鼻をかんだり、あるいは鼻を指でいじったり、外傷を受けたりすると、粘膜が傷ついて鼻血が出ます。ほかに、夏場ののぼせや冬場の乾燥などによる血管収縮などにより、鼻粘膜が弱くなったときにも起こります。

鼻を圧迫したり鼻のつけ根を冷やすのが、鼻血を止めるのに効果的。それとあわせて、ツボ療法で刺激してあげましょう。一度に大量の鼻血が出る、頻繁に鼻血が出るといった場合は、病気のサインかもしれません。必ず耳鼻科を受診しましょう。

❶女膝（にょしつ）

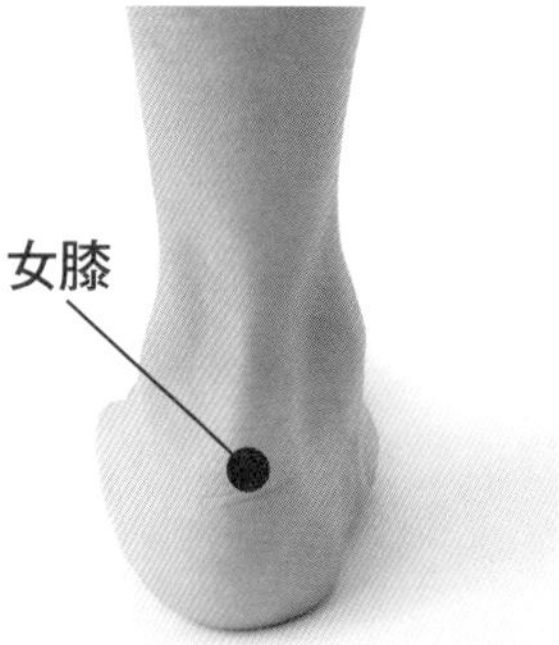

アキレス腱の下、かかとの真後ろ。足裏の赤っぽい皮膚と足首の白っぽい皮膚の境目にツボがあります。左右のツボとも刺激しましょう。

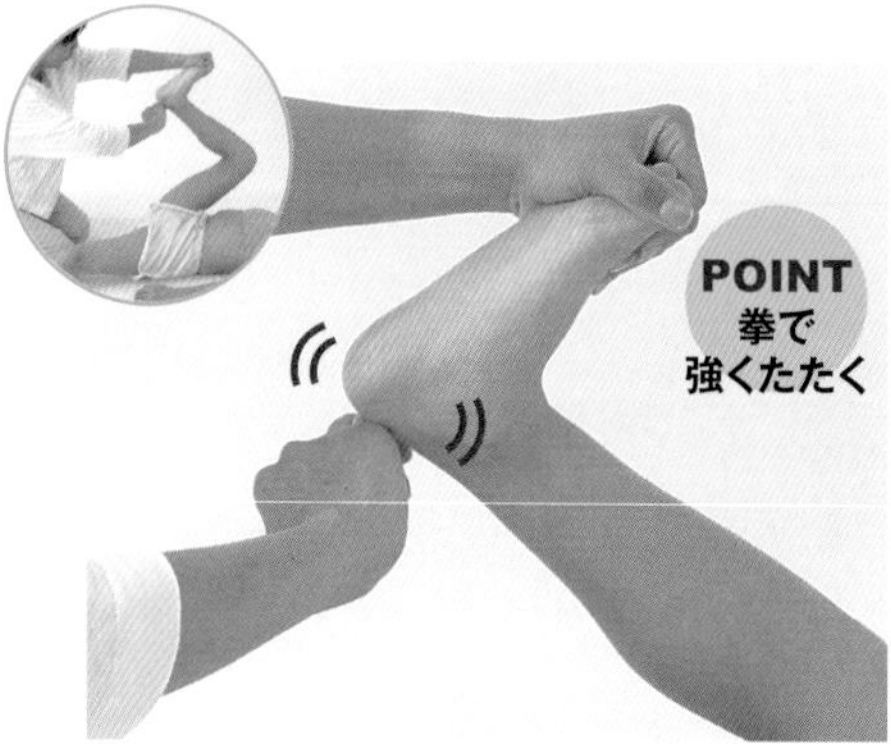

子どもをあおむけに寝かせ、ひざを曲げます。続いて親御さんの利き手と反対の手で、子どもの足を持ち上げて支えます。そのまま利き手で拳をつくり子どもの女膝を強めに3～5回たたきます。

たたき終えたら反対の足も、同様に刺激しましょう。

❷ 失眠（しつみん）

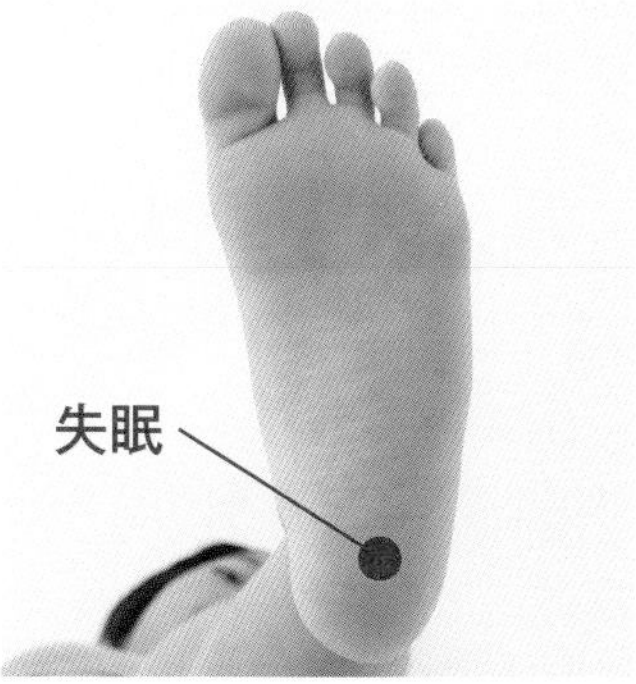

足裏のかかとの真ん中にツボがあります。左右の足とも刺激しましょう。

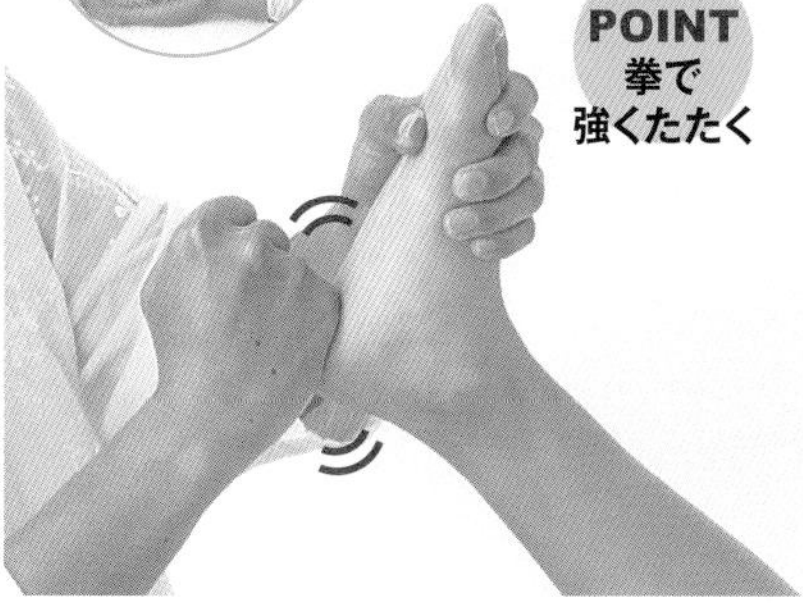

子どもをあおむけに寝かせます。失眠をを刺激するには、❶の女膝のようにひざを曲げなくて大丈夫。伸ばしたまま、親御さんの利き手と反対の手で、子どもの足を持ち上げ、利き手の拳で失眠を強めに5~10回たたきます。

たたき終えたら反対足の失眠も、同様に刺激しましょう。

❸ 山根（さんこん）

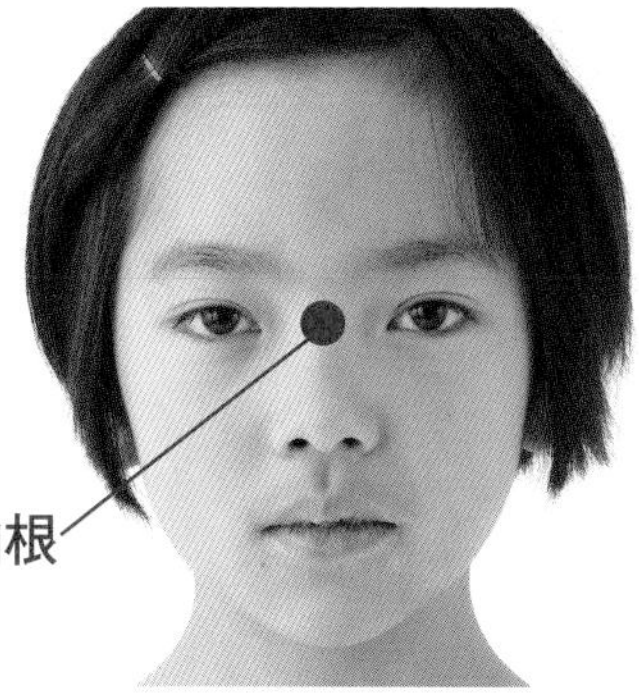

鼻すじを上へ向かってたどっていったとき、鼻の根元の一番低くなっているところがツボです。両目のちょうど中間に位置しています。

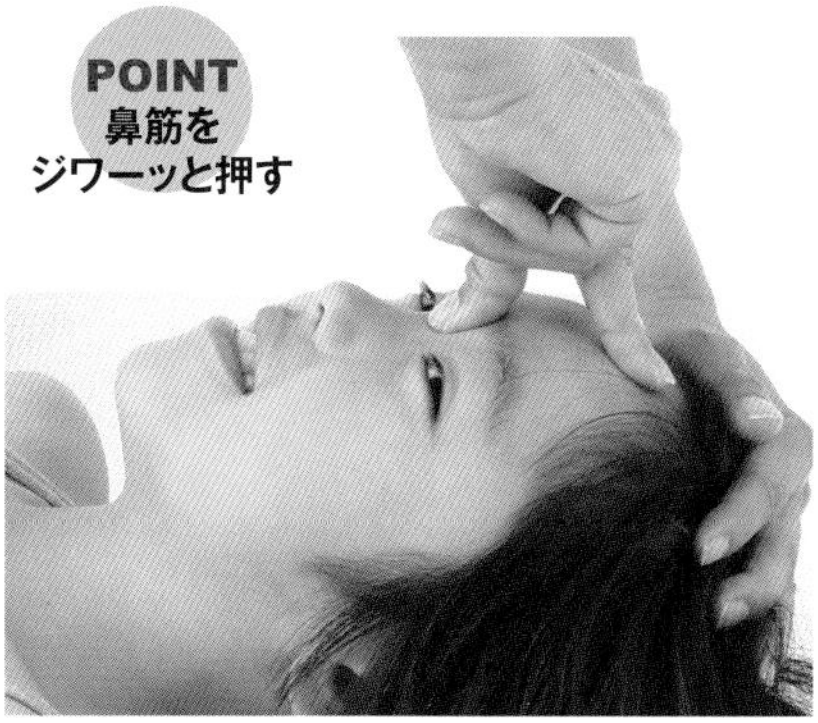

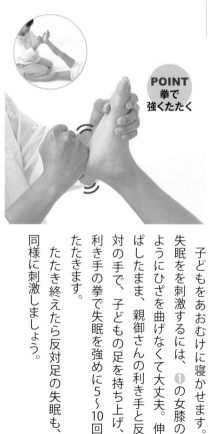

子どもをあおむけに寝かせます。親御さんの利き手の親指の先端を子どもの山根に、人さし指と中指を額に当て、反対の手のひらは頭頂部に当てて頭を支えましょう。この姿勢で山根をジワーッと押しては緩めることを3~5回繰り返します。

押すときには親指を動かさずにひじから押して、緩めるときもひじから上がるのがコツです。

熱中症に効く

子どものほうが熱中症になりやすい

調節機能の失調により、体に熱が溜《た》まってしまう病態です。特に子どもは体温調節機能が未発達で、身長が低く照り返しの影響が大きいこともあり、炎天下など暑い場所ではかかりやすい傾向があります。

顔が赤い、頭痛やめまい、吐き気といった症状が見られたら、涼しいところに寝かせてイオン飲料などを少しずつとらせ、濡れタオルなどで体を冷やしてあげましょう。このときツボ療法もあわせて行うと回復に役立ちます。汗や尿が出ない、意識がもうろうとしているなど重症の際は、一刻も早い受診が必要です。

❶十宣（じゅっせん）

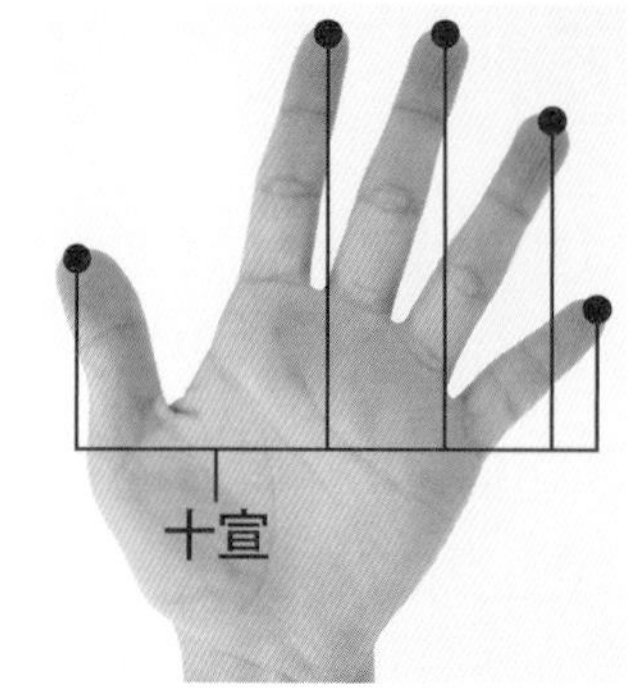

手の指の先端、つめで押して最も痛いところです。左右の手、10か所にあります。ご自身の手で十宣の位置を確かめ、同じ位置を刺激するといいでしょう。

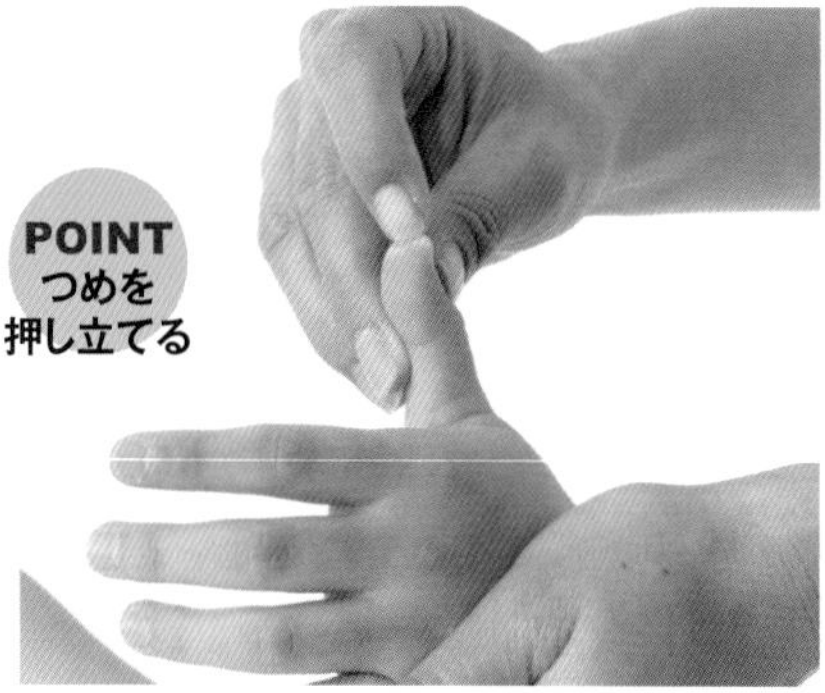

親御さんの利き手の人さし指のつめを、子どもの十宣に当てます。反対の手で子どもの手を支えてあげましょう。つめを立てて2、3秒押して刺激。緩めて2、3秒したら再びつめを立てて刺激。これを3~5回繰り返したら次の指を刺激。手の指10本をすべて行います。

多少の痛みを与え、活を入れるのが狙いです。

② 人中（じんちゅう）

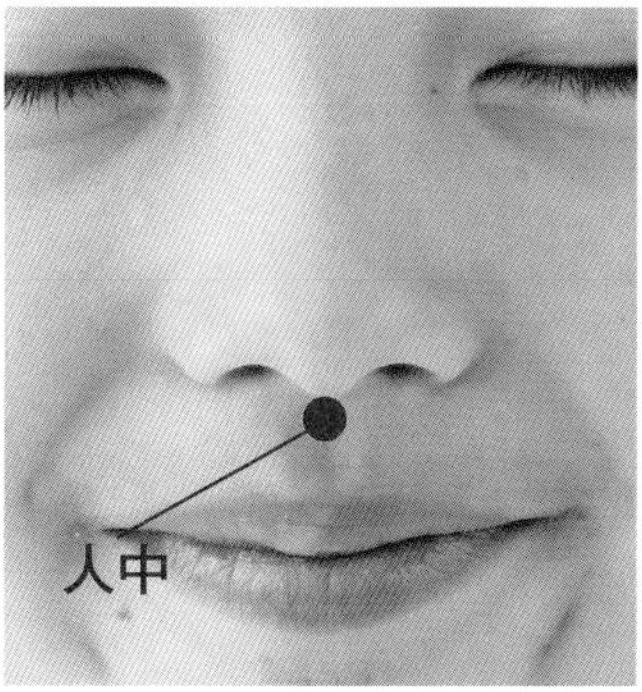

鼻の下にある溝を３等分した上から３分の１のところにあります。正確に押すのは難しいので、半分より少し上と考えれば大丈夫です。

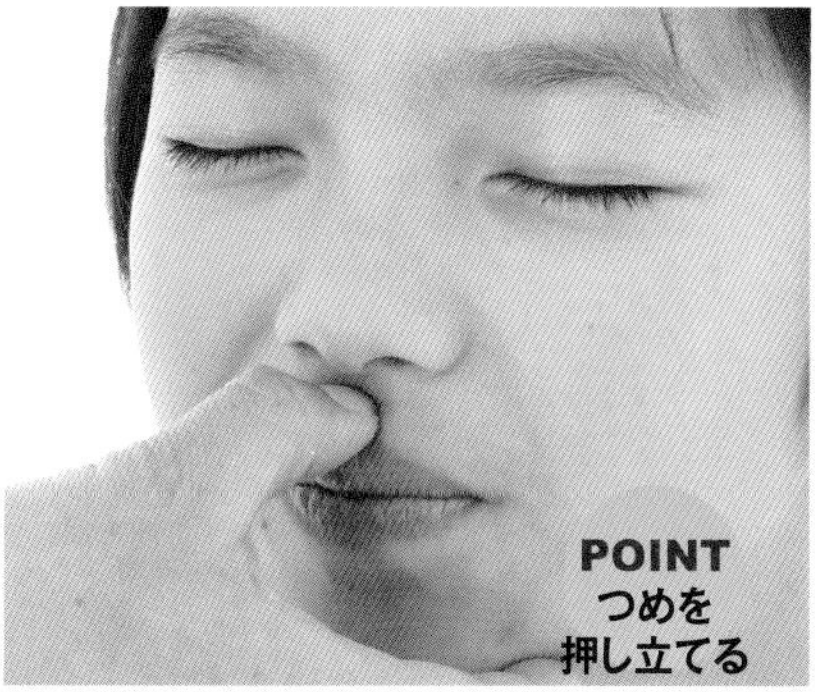

気を失った人を起こすのに使うツボなので涙が出るほど痛いですが、熱中症の回復には効果抜群です。

親御さんの利き手の親指のつめを、子どもの人中に当て、反対の手で子どもの頭を支えます。人中につめを立てて2、3秒押して刺激。緩めて2、3秒したら再び刺激。これを3~5回繰り返します。子どもをあおむけ姿勢で刺激しても構いません。

③ 湧泉（ゆうせん）

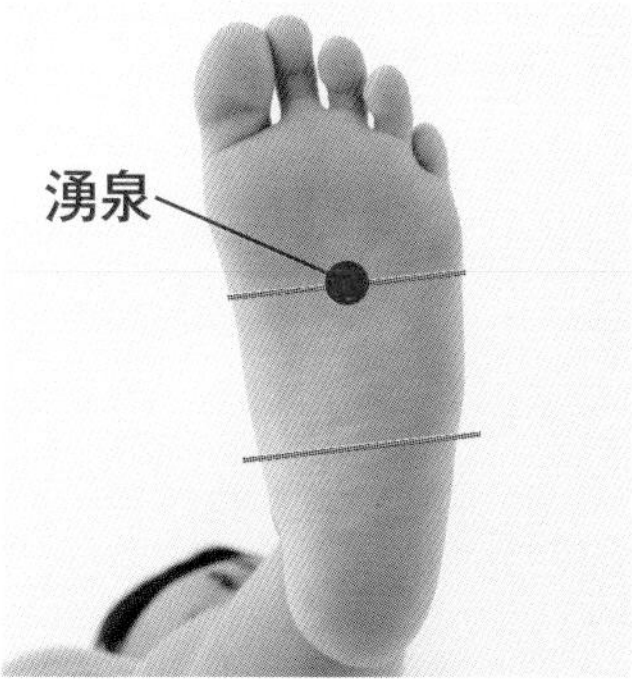

足の裏を３等分したとき、指側から３分の１のところにある中央のくぼみがツボです。足でグーをするともっともくぼむところです。

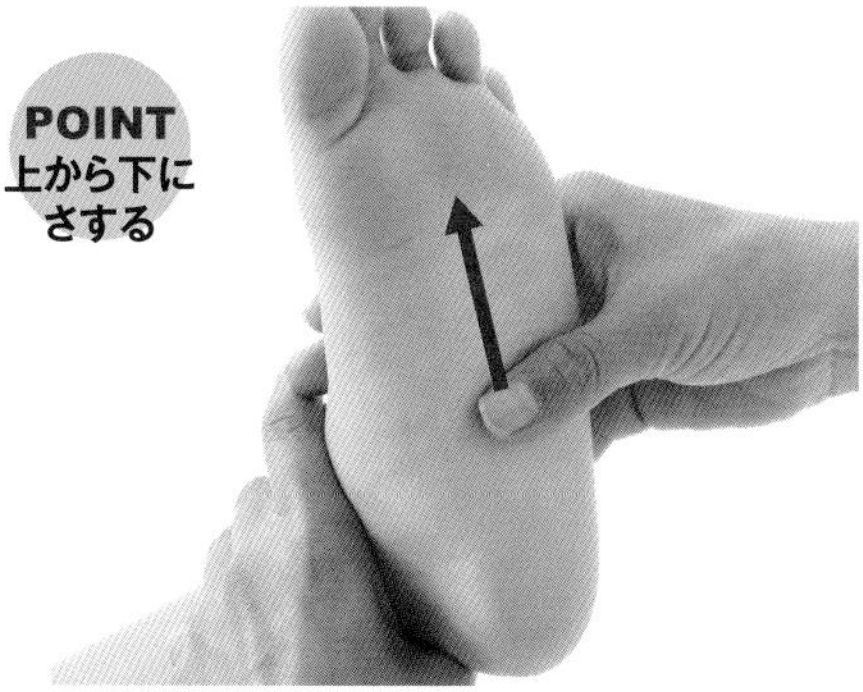

子どもをあおむけに寝かせます。続いて親御さんの利き手の親指の腹で、子ども右足のかかとのきわから湧泉までさすります。かかとのきわとは、かかとのふくらみがなくなるあたり。さする方向は下から上の一方向です。100回ほどさすったら、左足も同様に、かかとのきわから湧泉までさすってあげましょう。

夜尿症（おねしょ）に効く

小学生でもおねしょが続くことも

週に1回以上のおねしょがあると、夜尿症といわれます。5歳を過ぎたころから気になり始める親御さんが多いようですが、小学生になっても神経系の成長が未完成な子もいます。排尿障害など泌尿器の病気でない限り、小学校卒業までには改善するケースがほとんどです。お子さんが気にするなら、病院に相談してみましょう。おねしょが収まって数か月たってから再び始まる場合は、ストレスなどにより精神的に不安定になった可能性も考えられます。スキンシップをとりながらツボ治療することで、改善が期待できるでしょう。

❶身柱（しんちゅう）

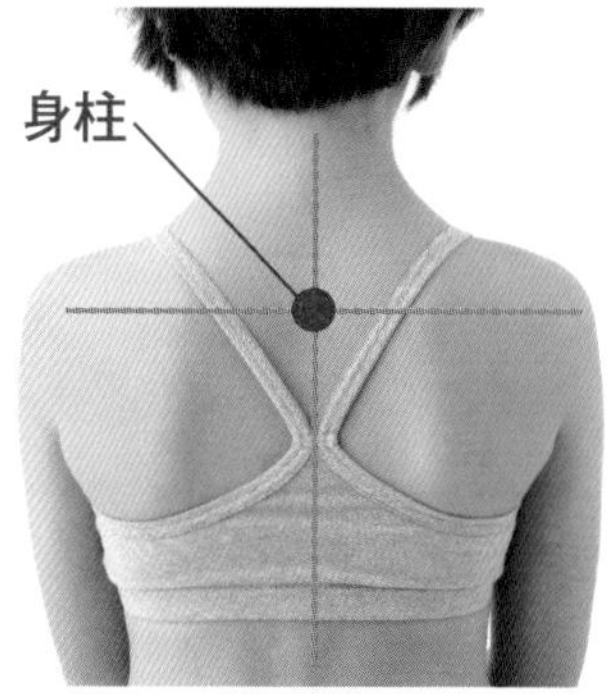

肩甲骨を指でなぞります。背骨に向かってもっとも出っ張っているところの高さで、背中の正中線（体の中心線）と交わるあたりのくぼみがツボです。

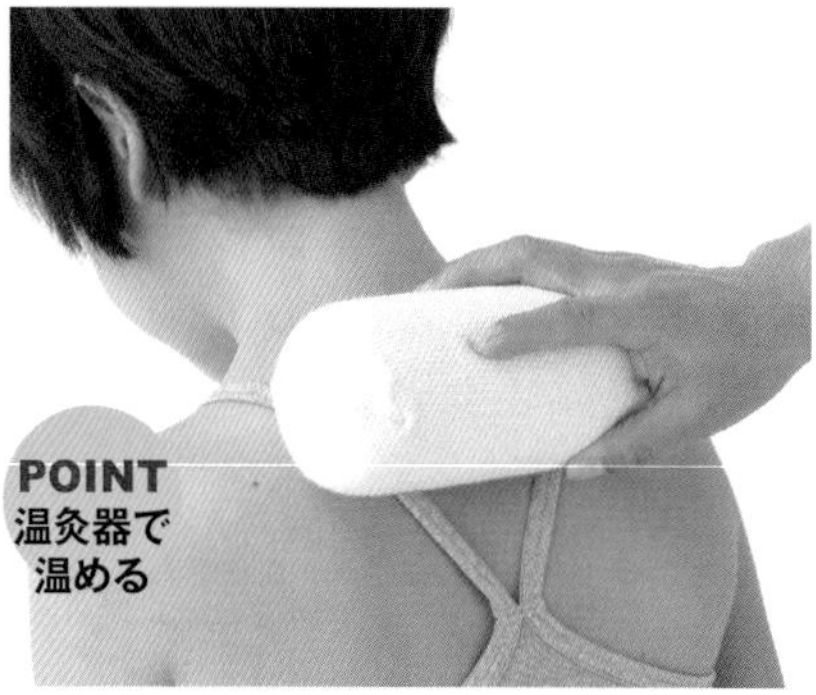

簡易温灸器（13ページ参照）を身柱に当てます。あらかじめ自身の腕の内側で計っておいた、熱いと感じる秒数の2秒前に温灸器を離し、3秒たったら再び当てます。これを3回繰り返しましょう。

熱いと感じる刺激が効果につながります。ギュッと押し当ててあげましょう。

② 八髎（はちりょう）

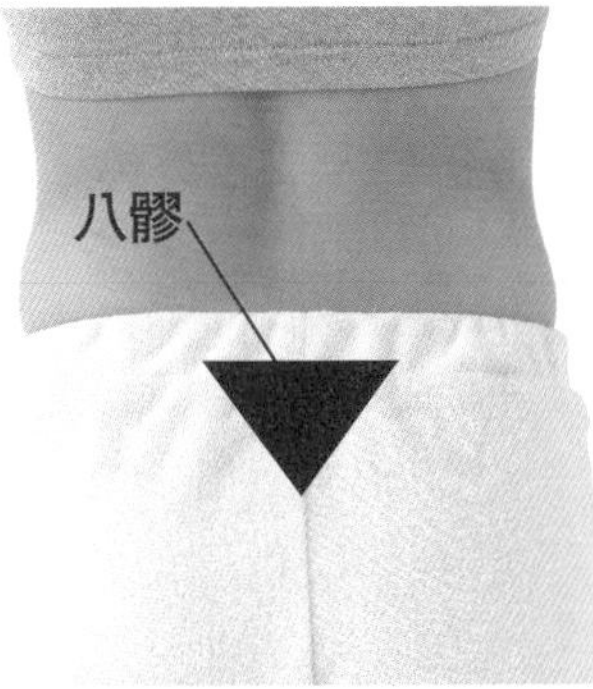

背骨を下に向かってたどっていきます。一番下の部分で、骨盤の中央、お尻の出っ張りのすぐ上にある三角形の骨が仙骨。この仙骨全体が八髎です。

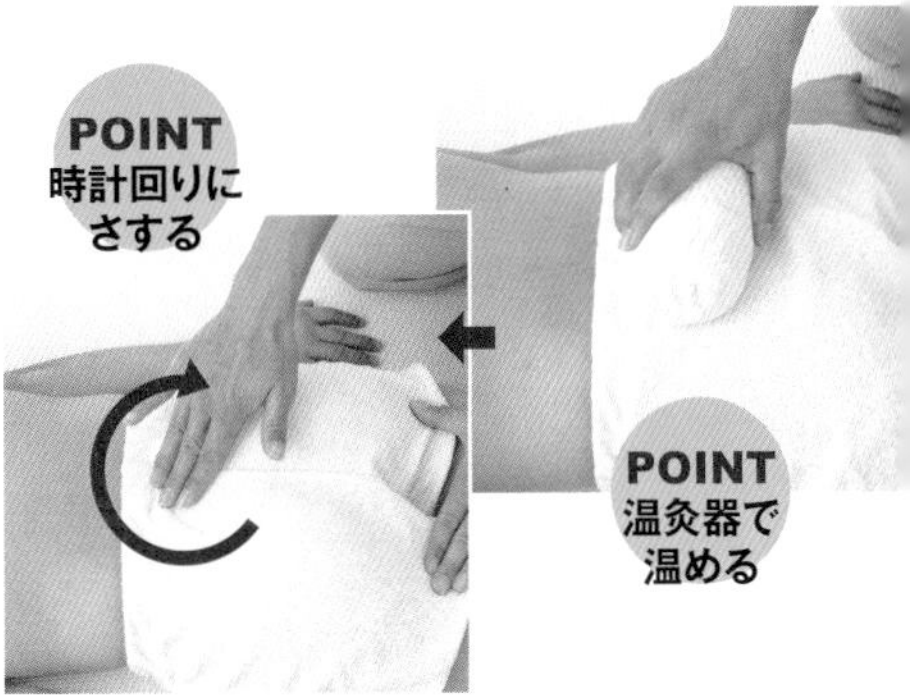

簡易温灸器（13ページ参照）を八髎に当てます。あらかじめ自身の腕の内側で計っておいた、熱いと感じる秒数の2秒前に温灸器を離し、3秒たったら再び当てます。これを3回繰り返しましょう。

続いて人さし指から小指までの指の腹をこすり合わせて温め、利き手の指の腹を八髎に当てます。2～3分、円を描くようにさすりましょう。

③ 帯脈（たいみゃく）

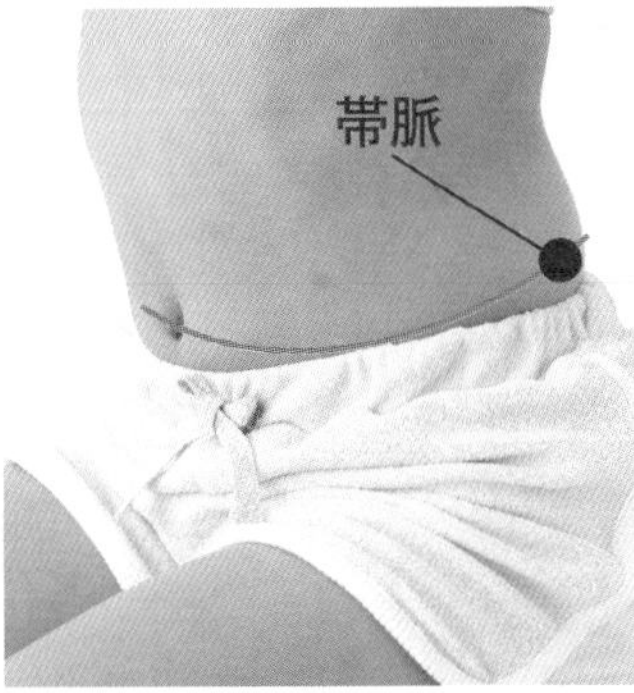

わき腹の幅の中間点あたり、おへその高さにあるツボです。おへそから外側に向かって手を水平に動かし、真横に達したところ。左右それぞれにあります。

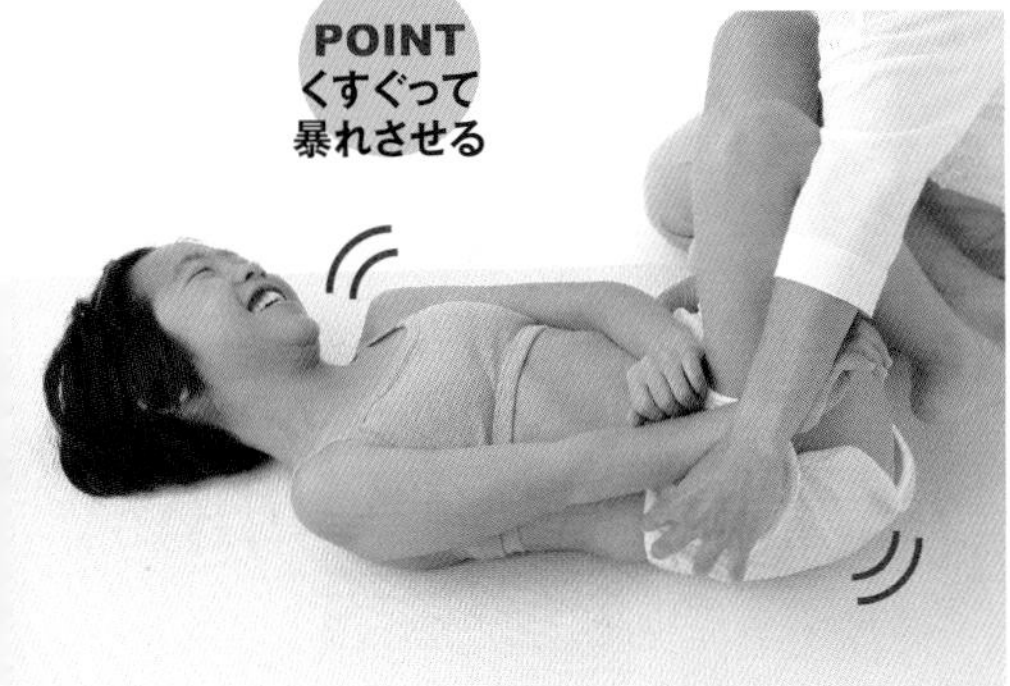

親御さんの手を左右の帯脈にそれぞれ当てます。子どもをあおむけに寝かせ、帯脈をくすぐりましょう。体を動かすことで骨格の構造的なゆがみが調整され、全身のバランスが整います。手足をバタつかせてくすぐったがるぐらいの強さで、くすぐってあげましょう。

1回の時間は適宜。1日に数回刺激してあげるのがおすすめです。

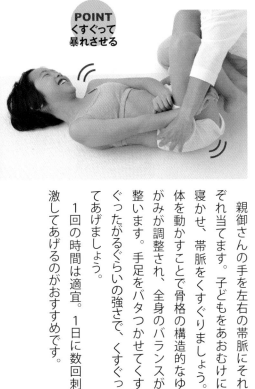

寝違えに効く

痛みがあるほうへ先に動かす

起床時、首が痛く動かしにくくなっている状態です。寝ていたときの姿勢による血流障害、筋疲労によって筋肉や筋膜にトラブルが生じたと考えられますが、検査画像でとらえられるような変化はありません。ツボ療法が改善に役立ちます。

コツはツボを刺激しながら、まずは回しにくい側へとゆっくり首を回すこと。続いて反対側へも回します。痛みがない側のツボを押したり、数センチずらした場所を押すことで劇的に改善することも多いので、ツボの位置を微調整して試してみるのがおすすめです。

❶大杼（だいじょ）

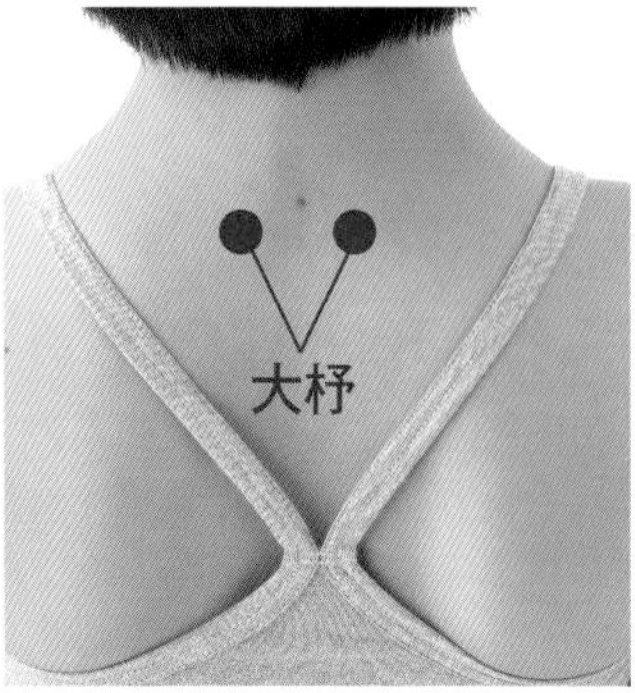

子どもの頭を前に倒し、首のつけ根に飛び出る骨の出っ張りの下にあるくぼみの高さで、背骨から子どもの人さし指と中指の幅分離れたところにあります。

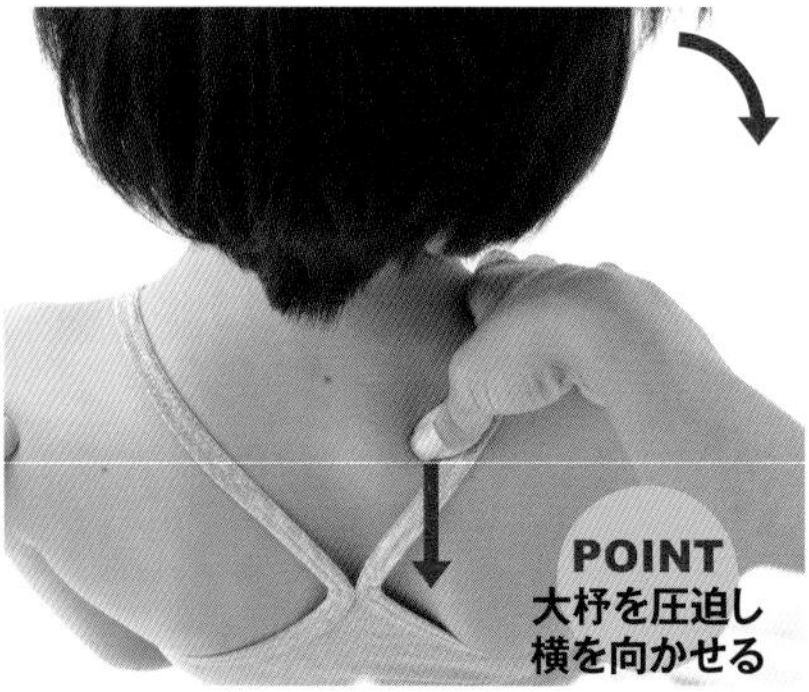

子どもをいすに座らせ、背筋を伸ばして目線を水平に保った姿勢をとらせます。親御さんは顔を向けにくい側の大杼に親指を当てましょう。床方向に向けて大杼を押したまま、向きにくい方向にゆっくりと首を向かせ、続いて反対側に首を向かせます。左右2回ずつ向いても変化がなければ、大杼の1センチ下に圧をかけて同様に横を向かせます。

② 落枕（らくちん）

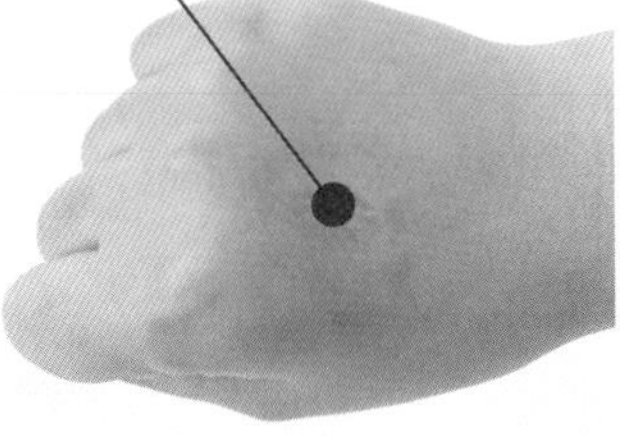

こぶしを握ったときに盛り上がる関節。この人さし指と中指の間をたどり、もっとも響くところがツボです。

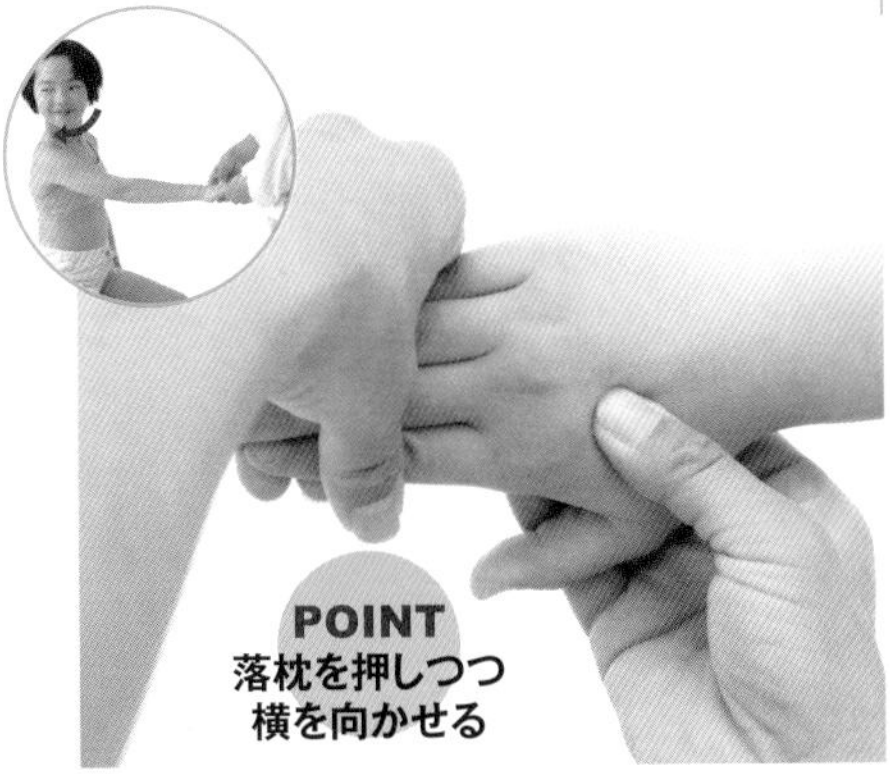

顔を向けにくい側の手の落枕を刺激します。親御さんの利き手の親指を子どもの落枕に、そのほかの4本を手のひら側に当て、上下からつまむように落枕を押しましょう。

そのまま向きにくい方向にゆっくりと首を向かせ、続いて反対側に首を向かせます。左右2回ずつ向いたら反対の手の落枕を押しながら、同様に横を向かせましょう。

③ 帯脈（たいみゃく）

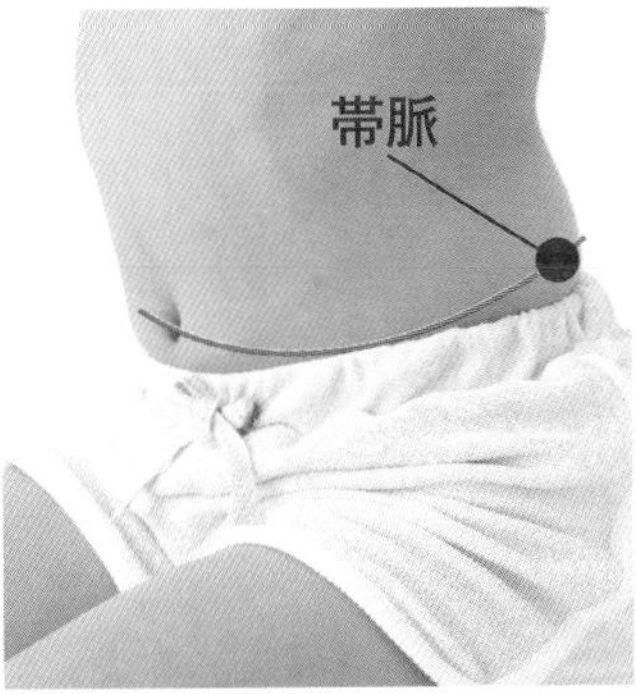

わき腹の幅の中間点あたり、おへその高さにあるツボです。おへそから外側に向かって手を水平に動かし、真横に達したところ。左右それぞれにあります。

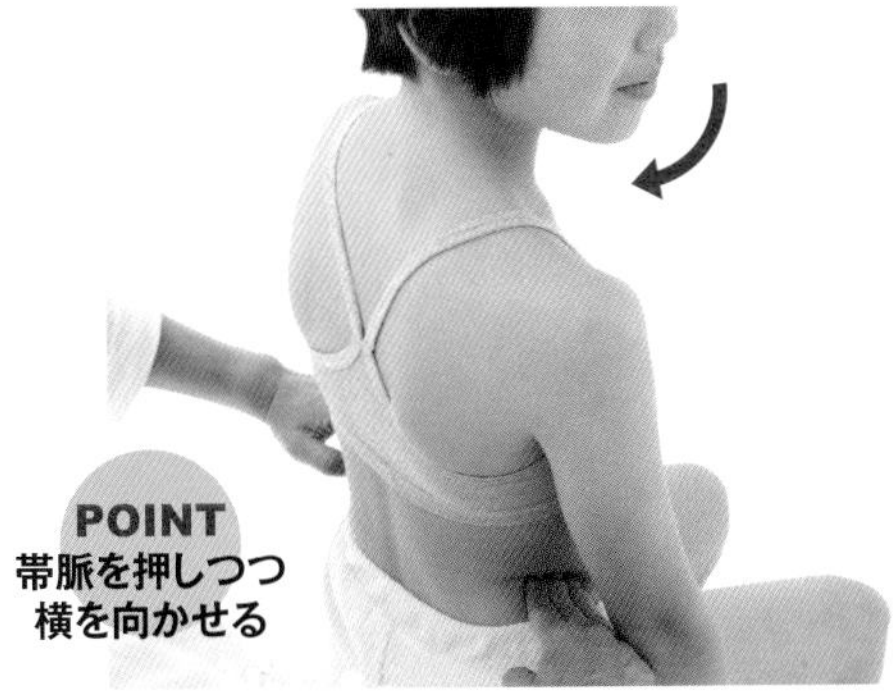

子どもをいすに座らせ親御さんは後ろに立ちます。両側の帯脈を同時に人さし指と中指の腹で押し込み、そのまま向きにくいほうにゆっくりと首を向かせ、続いて逆側に首を向かせます。これを2回行いましょう。

効果がみられないようであれば、帯脈と同じ高さで1センチほど胸側に指をずらして、同様に押しながら首を回させましょう。

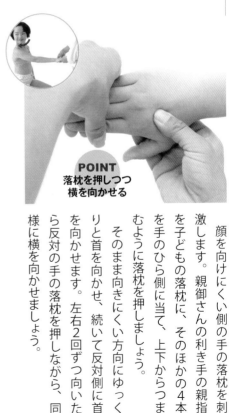

乗り物酔いに効く

乗車の前日からツボ刺激で備える

車や船での移動中に気持ち悪くなったり、嘔吐などの症状が起こる状態をいいます。慣れていない動きによって脳が混乱し、自律神経の乱れを引き起こすために生じます。ガソリンなどの臭いや睡眠不足などの体調不良、不快な温度や湿度などが重なると酔いやすくなる傾向があるようです。

乗り物に乗る予定があるときは、前日から「内関」と「水分」に米やビーズを貼りつけて準備。翌日は貼りつけたまま乗り物に乗り、酔いの予兆を感じた段階でツボを刺激すると症状が軽くてすむでしょう。

❶内関（ないかん）

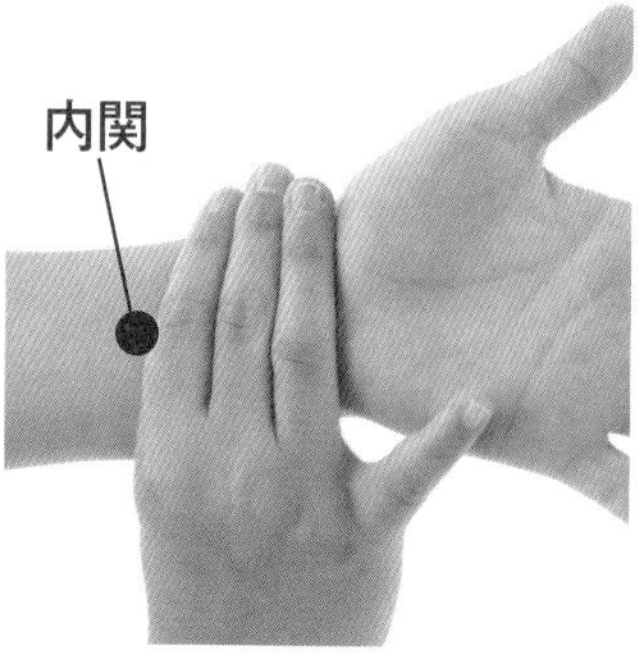

手のひら側の手首にあるしわから、子どもの指の幅3本分（人さし指、中指、薬指）、ひじに寄ったところ。腕の幅の真ん中にツボがあります。

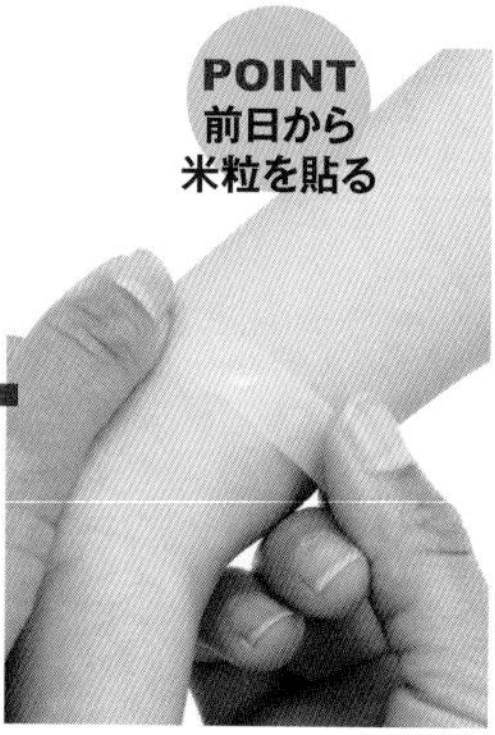

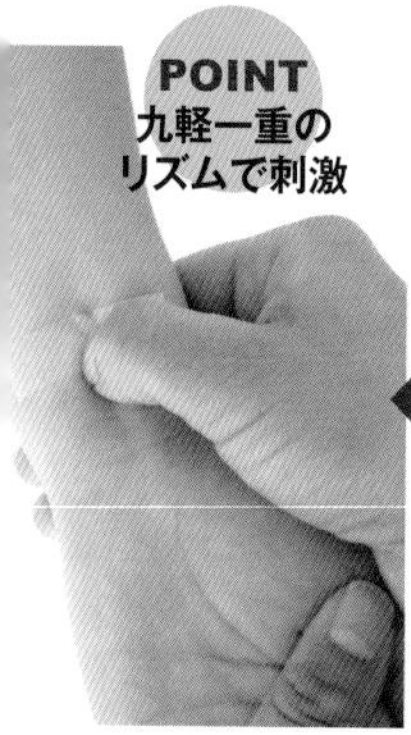

前日、左右の内関に米粒かビーズを1粒ずつ、テープで貼っておきます。当日、気持ち悪さを感じそうになったら、親御さんが利き手の親指で内関を軽く押しては緩めることを9回繰り返し、10回目はジワーッと押し込んで3秒停止する「九軽一重《きゅうけいいちじゅう》」のリズムで刺激。3セット行ったら、反対手の内関も同様に刺激してあげましょう。

❷ 水分（すいぶん）

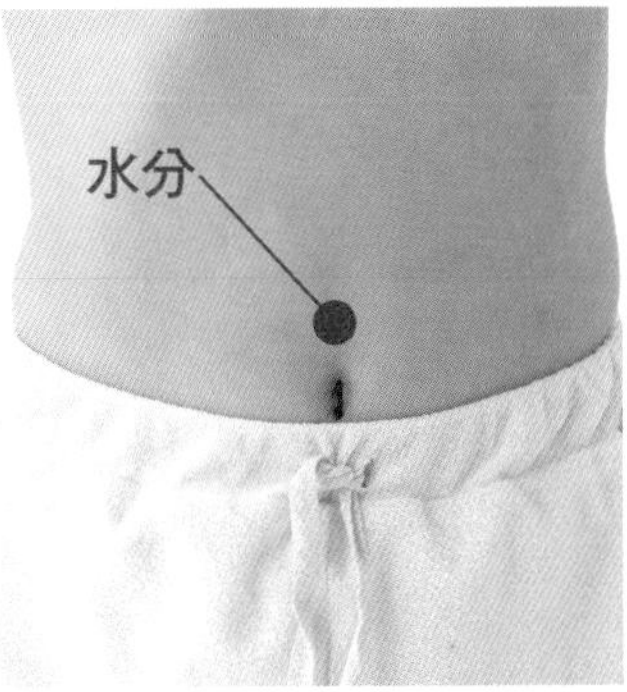

おへその真上にあります。子どもの親指幅分、上がったところがツボです。

❸ 山根（さんこん）

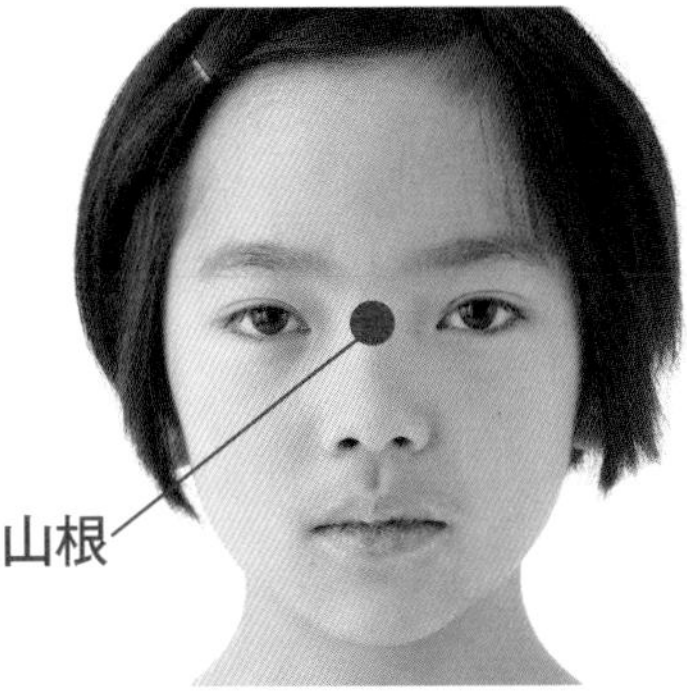

鼻すじを上へ向かってたどっていったとき、鼻の根元の一番低くなっているところがツボです。両目のちょうど中間に位置しています。

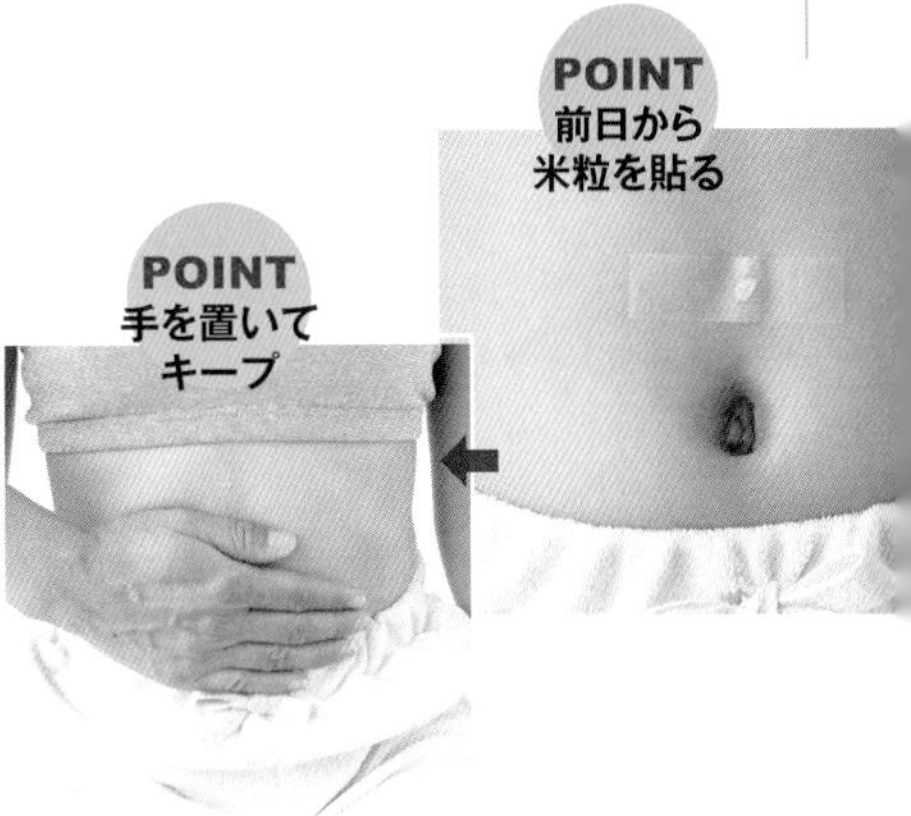

❶の内関と同様、前日から米粒かビーズを1粒、水分にテープで貼っておきます。

当日、気持ち悪さを感じそうになったら❶の内関を刺激した後、親御さんの利き手を水分に当てます。そのまま子どもの目を閉じさせ、1分ほどキープしましょう。

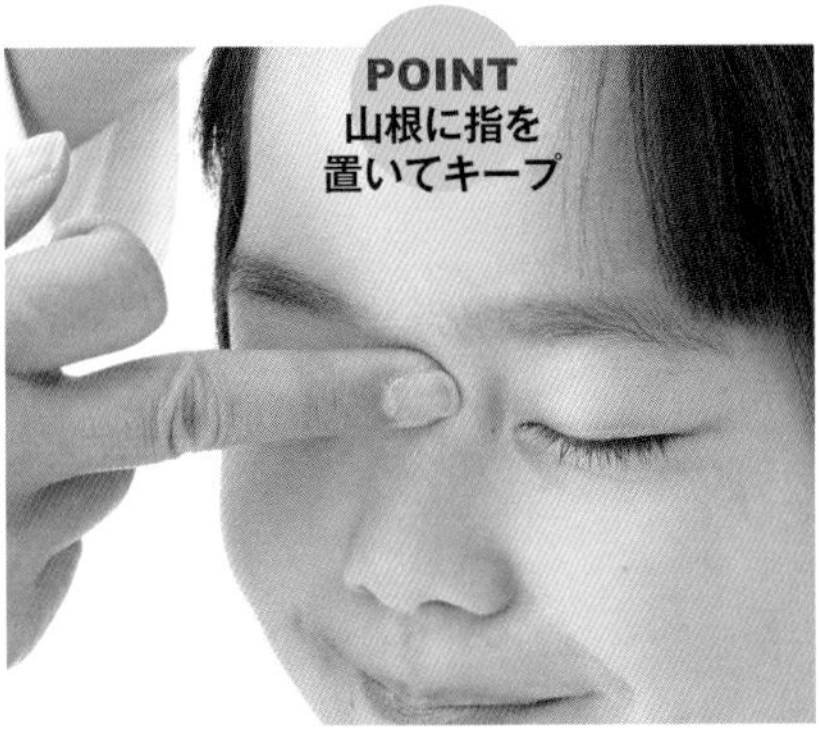

当日、気持ち悪さを感じそうになったら❶の内関、❷の水分を刺激した後に行います。

子どもに目を閉じさせたうえで親御さんの利き手の中指を山根に、逆の手を頭に乗せます。そのまま30秒ほどキープしましょう。

山根からソフトな刺激が伝わり、脳幹が調整されるとスッキリします。押さずに当てるだけで効果は十分です。

歯痛に効く

痛みの応急処置にツボ療法が効く

歯痛の原因は虫歯とは限りません。永久歯に生え変わるときに神経が刺激されたり、知覚過敏であったり、口内炎や中耳炎、副鼻腔炎の影響で歯が痛くなることもあります。食べ物や飲み物がしみる、かむと痛い、何もしなくても痛いなど、感じ方もさまざま。すぐに歯科で診てもらえないこともあるでしょう。

歯そのものの痛みにも、周辺の影響による痛みにも、ツボ療法は応急処置として有効です。あくまでも当座の痛みを和らげるだけですから、根本原因を解消するために、歯科を受診しましょう。

❶ 虎口（ここう）

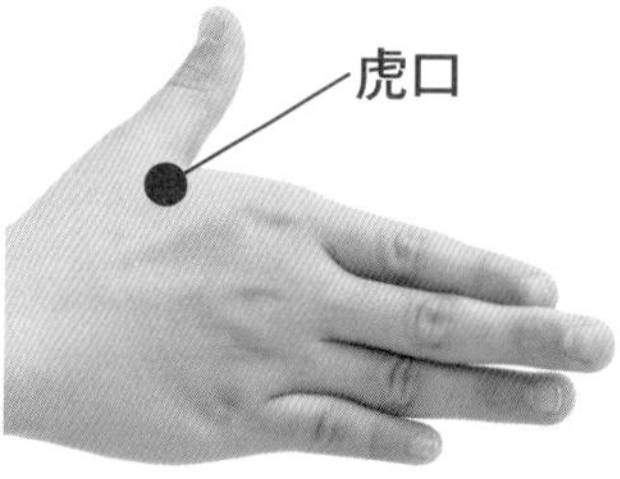

手の親指と人さし指の間の水かきにあります。水かきの甲側に親指を、手のひら側に中指を当ててつまみ、もっとも痛いところを探しましょう。

POINT
つまむように押す

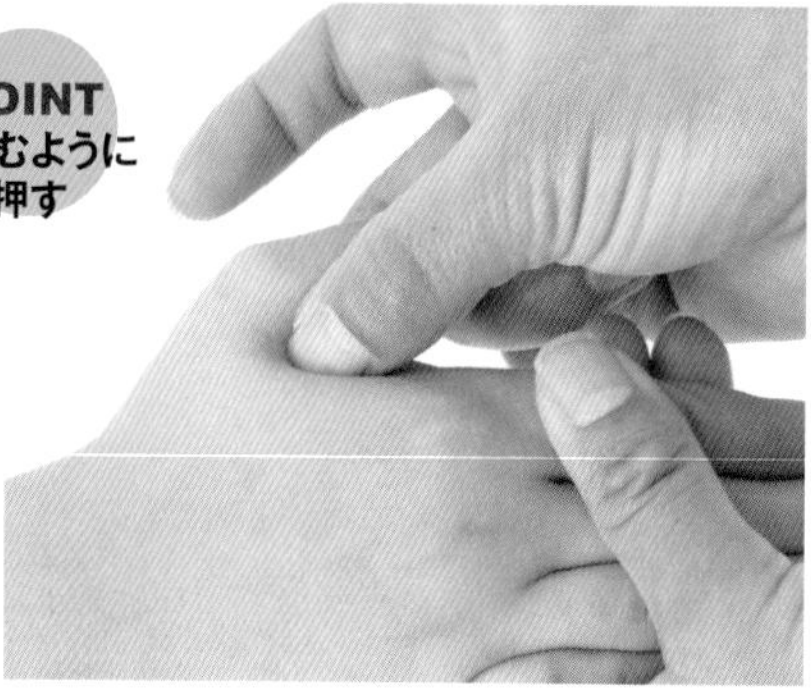

子どもの歯痛がある側の虎口に親御さんの親指を、手のひら側に中指を当てます。2本の指でつまむように強く押しては緩めることを5～10回繰り返しましょう。刺激するのは痛みがある側のみです。

痛みは強いですが、痛くなければ効果がありません。しっかり押してあげましょう。

❷ 牙痛（がつう）

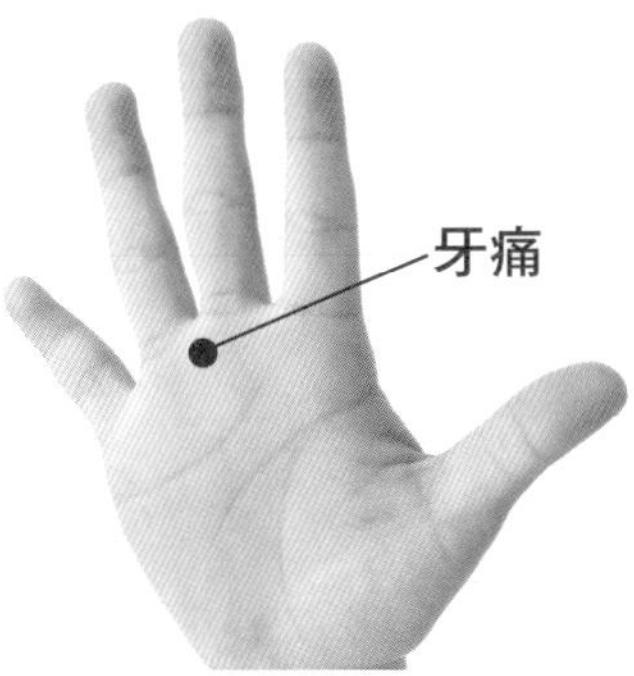

手のひら側にあります。中指と薬指の間のまたのところから、子どもの親指の幅分、手首に寄ったところ。押して痛むところがツボです。

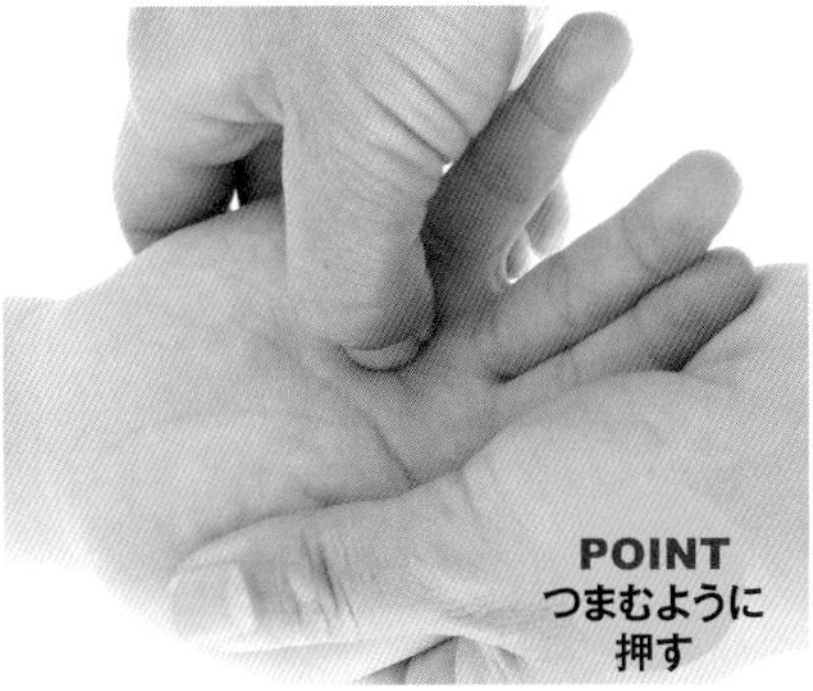

子どもの歯痛がある側の牙痛に親御さんの親指を、裏側に中指を当てます。2本の指でつまむように強く押しては緩めることを5～10回繰り返しましょう。刺激するのは痛みがある側のみです。

❶の虎口と同様、強い痛みをともなうツボ療法です。そのぶん効果は高いですから、しっかり押してあげましょう。

❸ 翳風（えいふう）

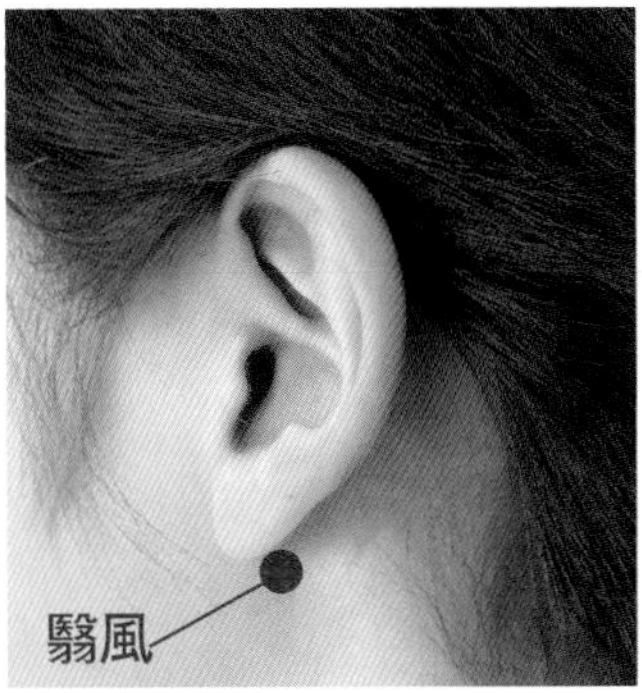

耳の後ろにある出っ張った骨とあごの角を結んだ線の中間点にあるくぼみです。耳たぶの一番下の高さで、あごの骨の後縁にあります。

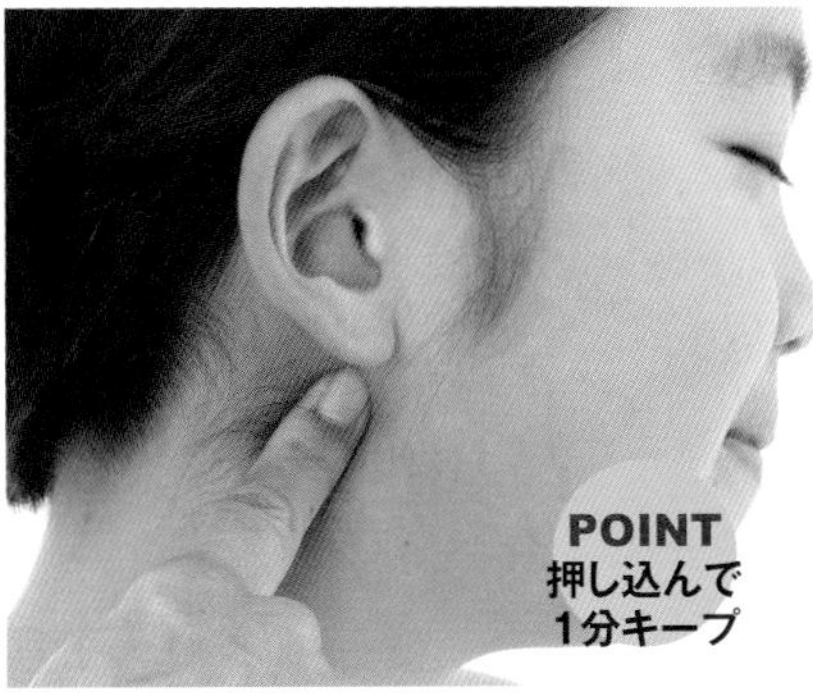

歯が痛む側だけ行います。

親御さんの人さし指か中指の先端を翳風に当て、反対の手で子どもの側頭部を支えます。続いて翳風をジワーッと押し込みます。そのまま1分ほどキープしましょう。30秒、間を開けて休んだら、もう一度翳風をジワーッと押し込み1分ほどキープして終了です。

しゃっくりに効く

横隔膜《おうかくまく》がけいれんして起きる

しゃっくりは、胸と腹を隔てている横隔膜がけいれんすることによって起こります。病気によるしゃっくりでなければ数分から長くても1～2日でおさまりますが、実は横隔膜はしっかりとした筋肉なのでしゃっくりが続けば苦しいもの。ツボ療法で鎮めてあげましょう。

はちみつアレルギーのない子なら、大さじ1杯のはちみつを飲み込むのも補足療法としておすすめです。また、コップに水をめいっぱい注ぎ、コップの反対側から吸い上げるように飲むのも効果的。のどに特殊な刺激を加えて、しゃっくりを落ち着かせることができます。

❶ 翳風（えいふう）

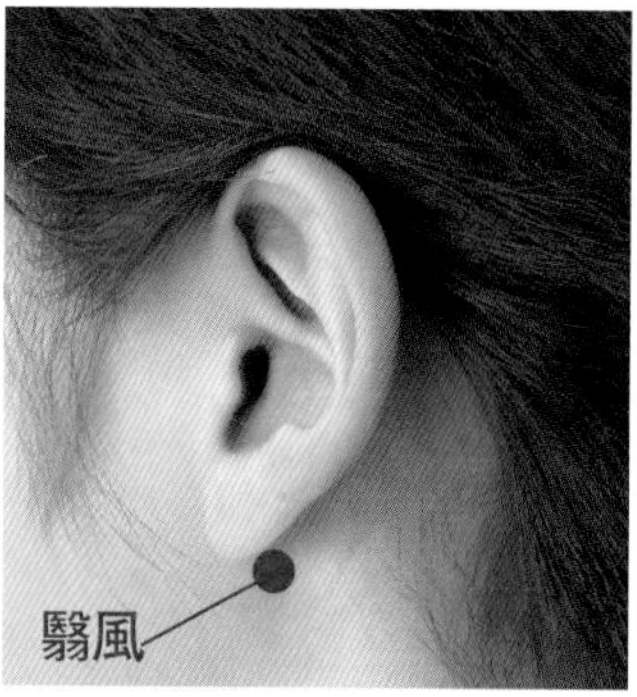

耳の後ろにある出っ張った骨とあごの角を結んだ線の中間点にあるくぼみです。耳たぶの一番下の高さで、あごの骨の後縁にあります。

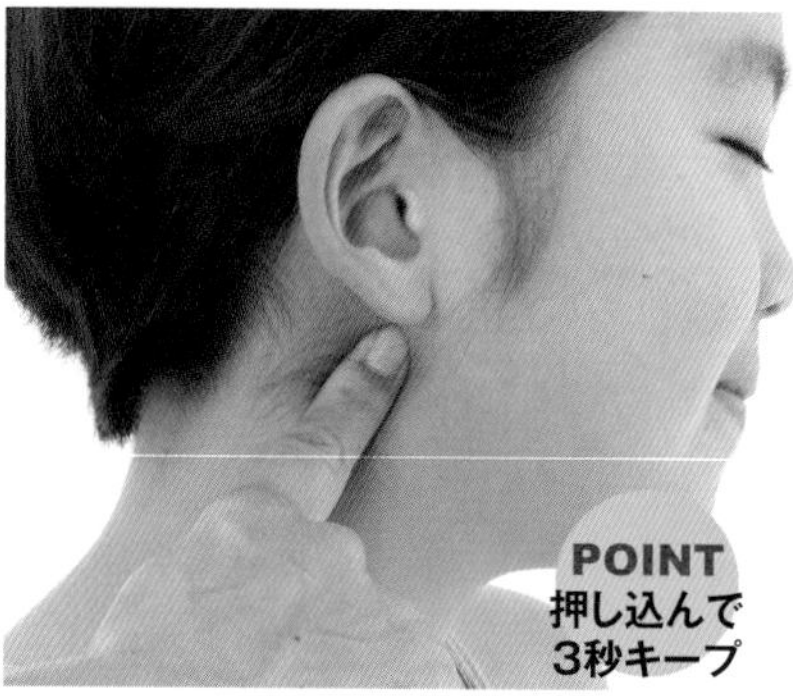

親御さんの人さし指の腹を子どもの翳風に当て、反対の手で子どもの側頭部を支えます。続いて翳風をゆっくりと押し込んで3秒キープします。これを5～8回繰り返しましょう。続いて反対側の翳風も、同様に刺激します。

翳風は、しゃっくりの特殊穴なので、まずはここを使ってみましょう。

② 膈兪（かくゆ）

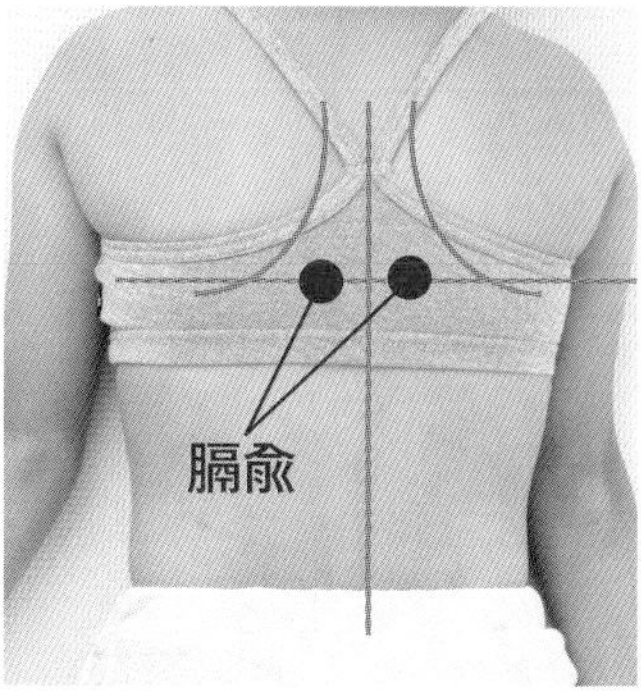

肩甲骨の下角の高さで、背骨と肩甲骨の中間点にツボがあります。背骨から子どもの人さし指と中指2本指幅分離れた位置が目安です。

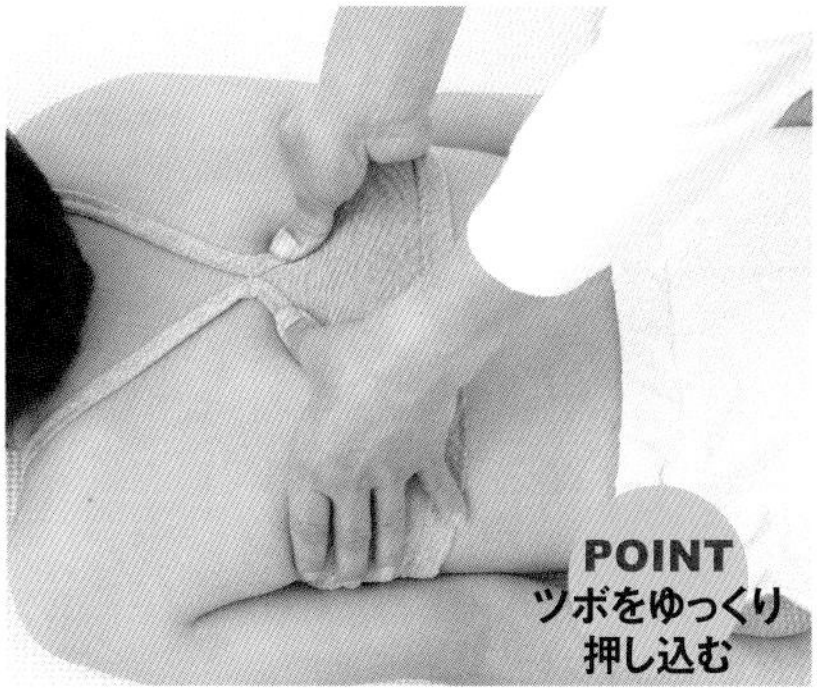

　子どもをうつぶせに寝かせます。親御さんの親指を左右の膈兪にそれぞれ当て、左右同時にゆっくりと押し込みましょう。押し込んでは緩め、押し込んでは緩めることを3～5回繰り返します。

　膈兪というツボの名前は横隔膜が由来。横隔膜のけいれんであるしゃっくりを止める効果は抜群です。

③ 帯脈（たいみゃく）

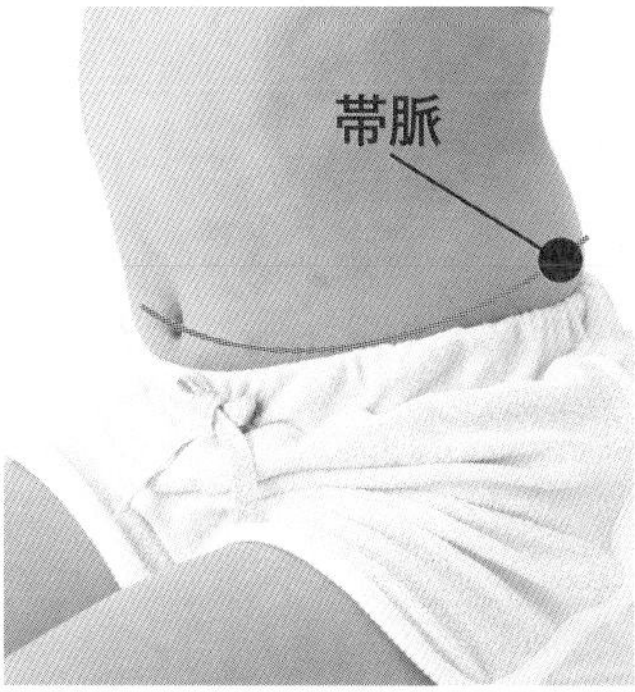

わき腹の幅の中間点あたり、おへその高さにあるツボです。おへそから外側に向かって手を水平に動かし、真横に達したところ。左右それぞれにあります。

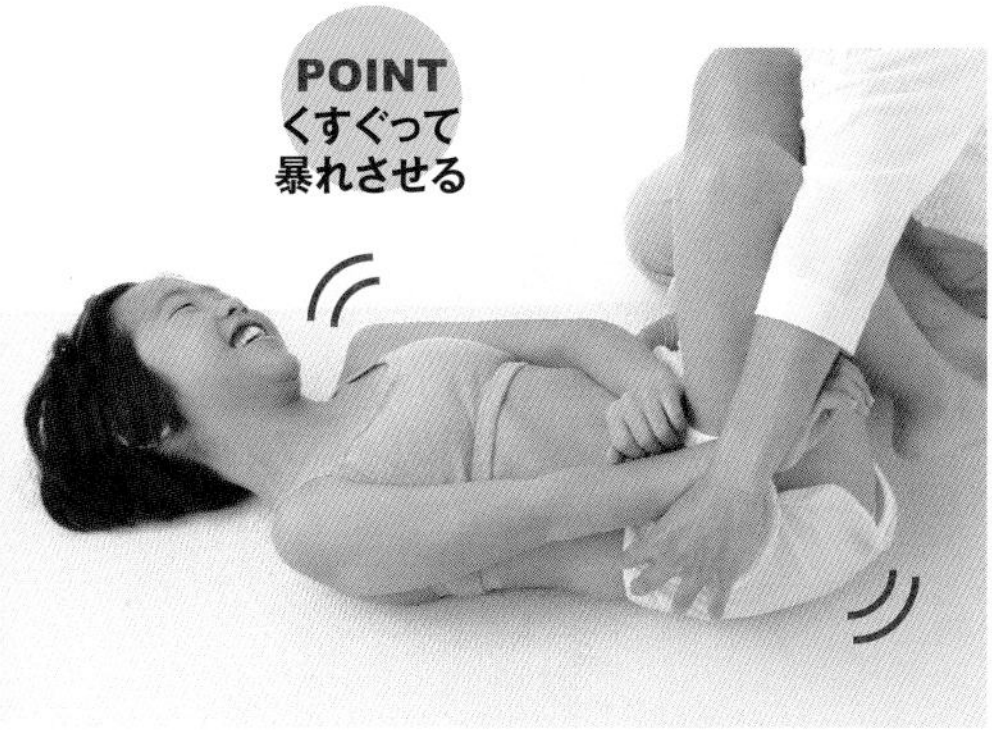

　左右の帯脈に手を当て、くすぐります。横隔膜と腹筋に力が入ることで、しゃっくりを制御できますから、反応が弱くてはダメ。手足をバタつかせてくすぐったがるぐらいの強さで、くすぐって、おなかの筋肉を激しく収縮させましょう。

口内炎に効く

ストレスや傷などが原因でできる

口の中の粘膜が炎症を起こした病態です。胃腸の障害やストレス、ウイルス感染、口の中をかんでしまう、アレルギーなど原因はさまざま。

口内炎ができたら口の中を清潔に保ち、栄養と休養をしっかりとることを心がけましょう。口内炎に効果の高い小児推拿《すいな》のツボ療法が、症状のすみやかな経過に役立ちます。

補足療法として緑茶でのうがいもおすすめ。緑茶の抗炎症作用や殺菌作用が、症状緩和を助けてくれます。熱くない緑茶を口に含み、約1分口うがいをしましょう。

❶内労宮（うちろうきゅう）

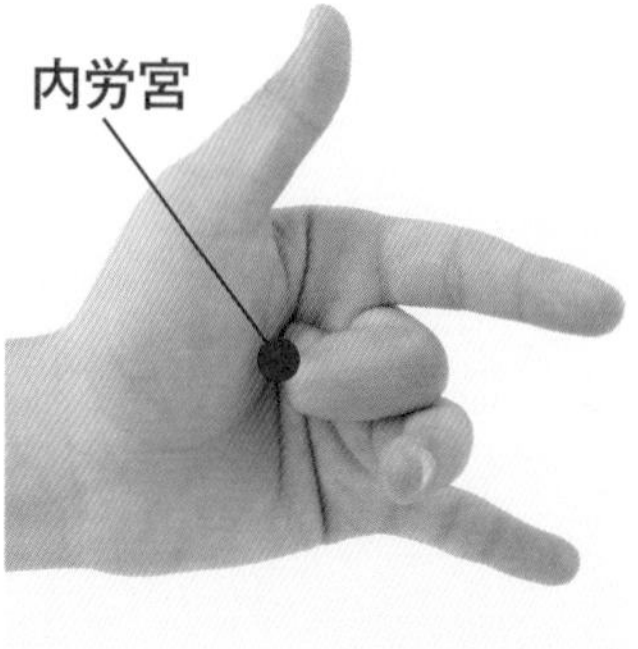

左手を握ったとき、中指があたるところがツボ。手のひらの中央にあります。小児推拿《すいな》独自のツボで、左側だけを刺激します。

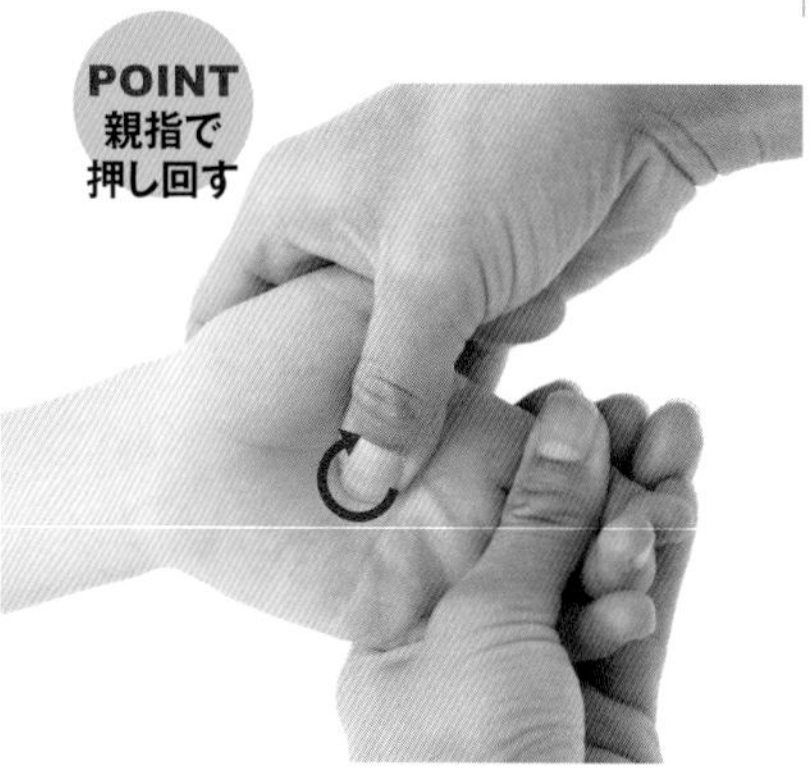

刺激するのは左手だけです。まずは子どもの手のひらを上に向け、親御さんの利き手と逆の手で、子どもの人さし指から小指の4本を固定しましょう。

続いて利き手の親指の腹を内労宮に当てます。そのまま親指がズレないように、50回ほど押し回しましょう。さするのではなく、皮膚ごと動かすように回すのがコツです。

② 総筋（そうきん）

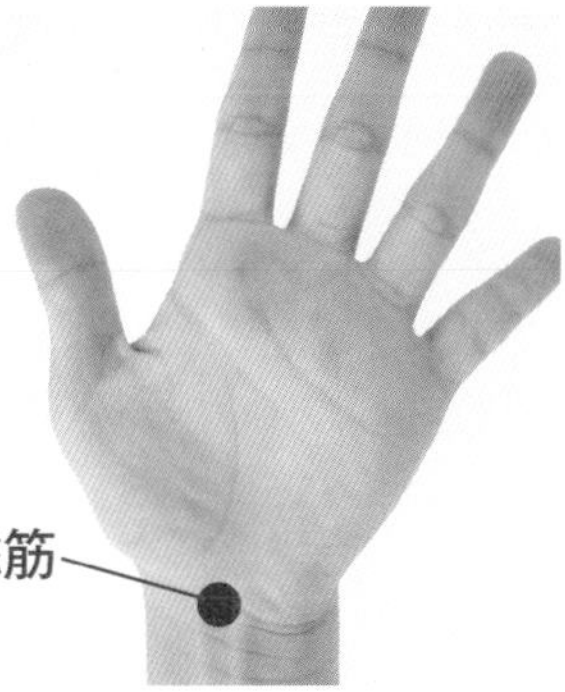
総筋

手のひら側の手首にあるしわの左右幅の中央にツボがあります。小児推《すい》拿《な》独自のツボで、左側だけを刺激しましょう。

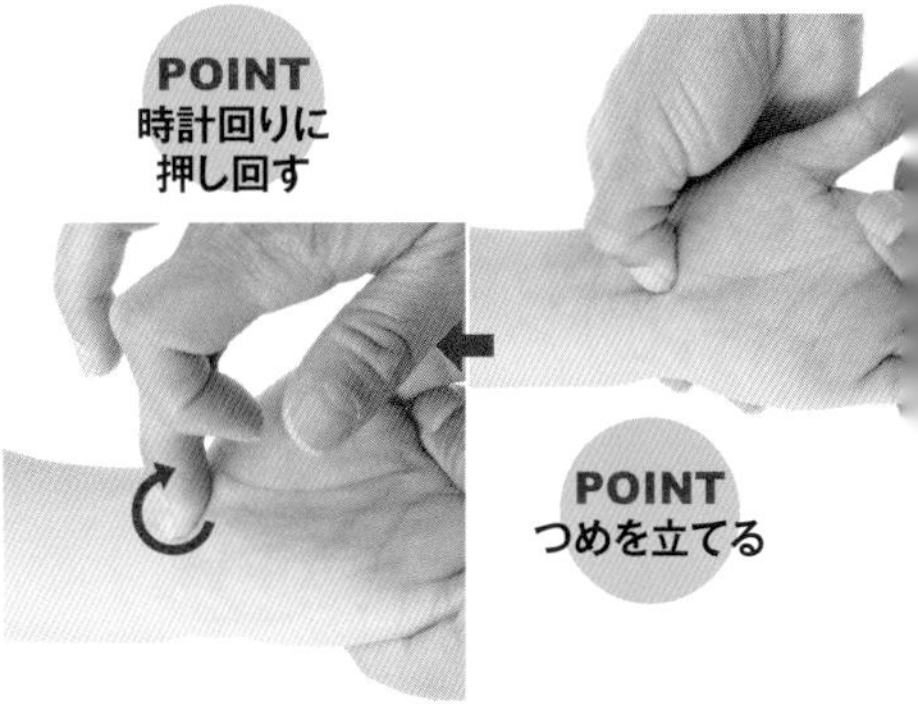

子どもの左手をとり、手のひらを上に向けます。親御さんの利き手と逆の手で、下から支えてあげましょう。続いて利き手の親指のつめを総筋に立て、押しては緩めることを3~5回繰り返します。

その後、中指の腹を総筋に当て、中指がズレないようにやさしく押しながら、時計回りに10~30回ほど押し回しましょう。

③ 六腑（ろっぷ）

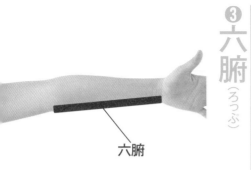

左腕の手首からひじまでの小指側のラインがツボです。小児推《すい》拿《な》独自のツボで、左腕だけを刺激します。

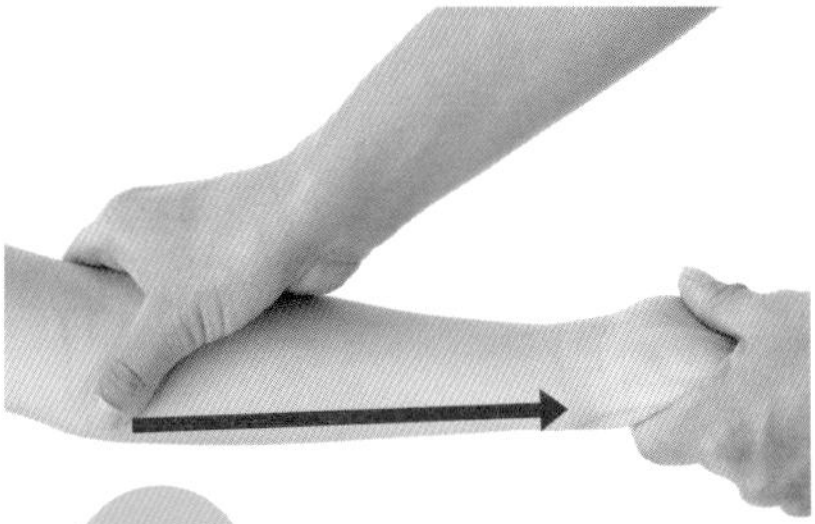
POINT
手首方向へ
さする

子どもの左腕をとって手のひらを上に向け、親御さんの利き手と逆の手で、手の甲あたりを支えます。続いて利き手の親指の腹を六腑のひじあたりに当て、手首に向かってさすりましょう。1秒間に5センチの速さを目安に、100回ほどさすります。強さは優しくで構いません。ひじから手首に向かう方向を、必ず守るようにしましょう。

コラム

自律神経がソク整う

心身の不調が改善

リラックス呼吸法

ツボ療法は自律神経のバランスを整えるのに有効です。自律神経を整えるもうひとつの手段が呼吸。即効性のあるリラックス呼吸法をご紹介しますので、ぜひ親子でマスターしてください。

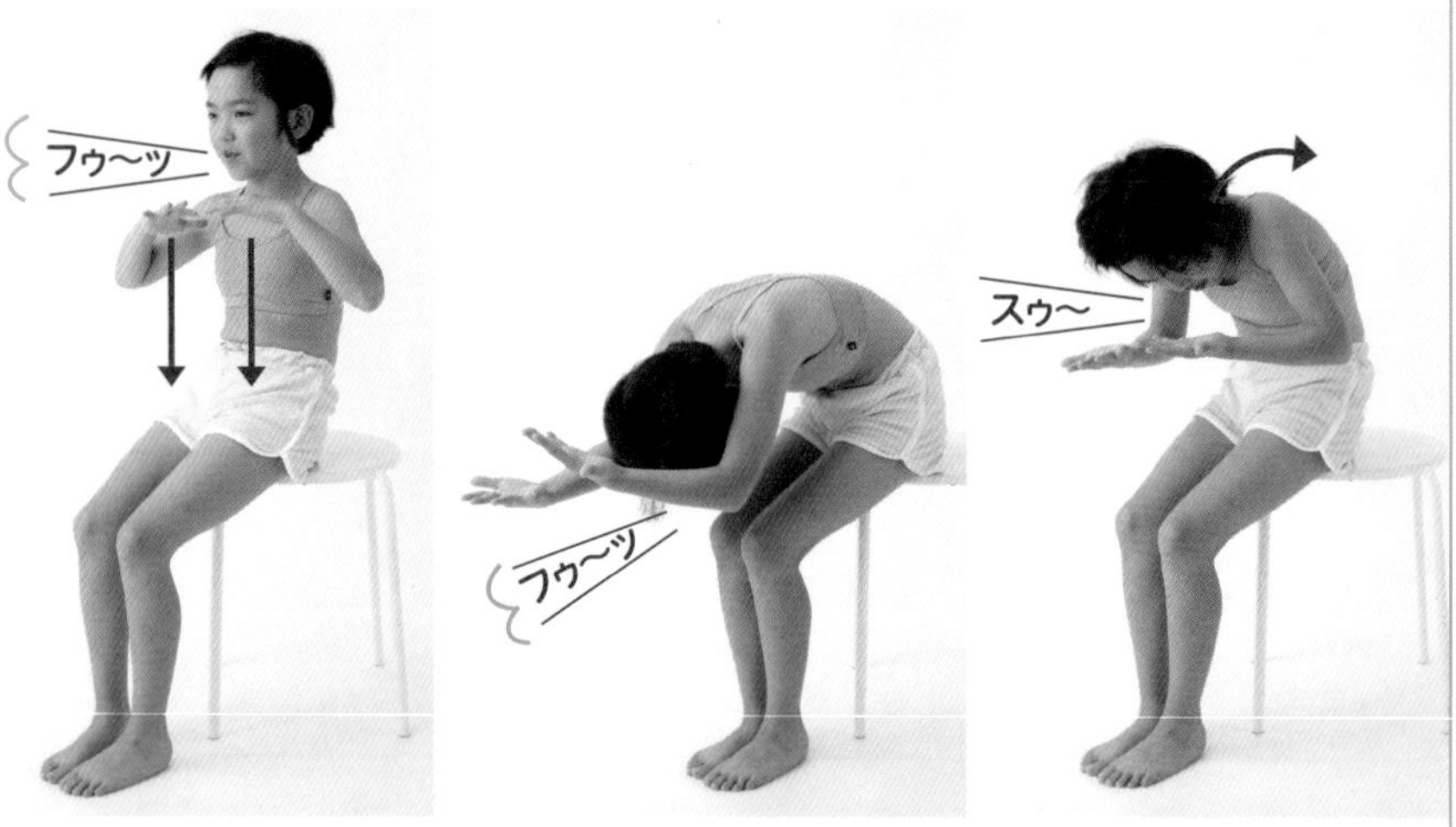

❶息を吐く

いすに座ります。手を胸の高さに上げ、手のひらを下に向けましょう。ここからフゥ〜ッと息を吐きながら、手をひざの高さまでゆっくりと下ろしていきます。手を下ろすことで自然にゆっくり、細く長く吐けます。

❷息を吐ききる

上体をゆっくり倒しながら、腕を体の前に伸ばします。このとき、手のひらを上に向けましょう。呼吸は、さらに口からゆっくりと吐き続けます。上体を倒し、もう息が出なくなるまで吐ききりましょう。

❸体を起こす

ゆっくり体を起こします。このとき「吸う」と意識せずとも、鼻から息が入ってきます。自然に任せて息を吸いましょう。起き上がりながら❶の位置に手を戻します。❶〜❸を10回ほど繰り返しましょう。

第3章
心の症状を整える ツボ療法

眠れない、イライラする、頭がボーッとするといったメンタル面の不調は、大人でもよくあること。気持ちがスッキリしたり、リラックス効果のあるツボ療法で、上手に気分転換させてあげましょう。

不眠に効く

眠る体勢を整えてツボ療法を

幼いうちから就寝時刻が22時以降など、夜型生活の子が増加していることが問題視されています。また夜遅くまでSNSやゲームをしている子も増えており、睡眠不足の子が増加傾向にあります。寝る直前までブルーライトを目に浴びれば、寝付きが悪くなります。スマホから離れ、ゆったりとリラックスして就寝時刻を迎えるようにしたいものです。

親御さんに触れてもらうことで、安心感から眠りにつきやすくなるでしょう。寝る体勢を整え、部屋を暗くした状態で、ツボ療法をしてあげましょう。

❶ 小天心（しょうてんしん）

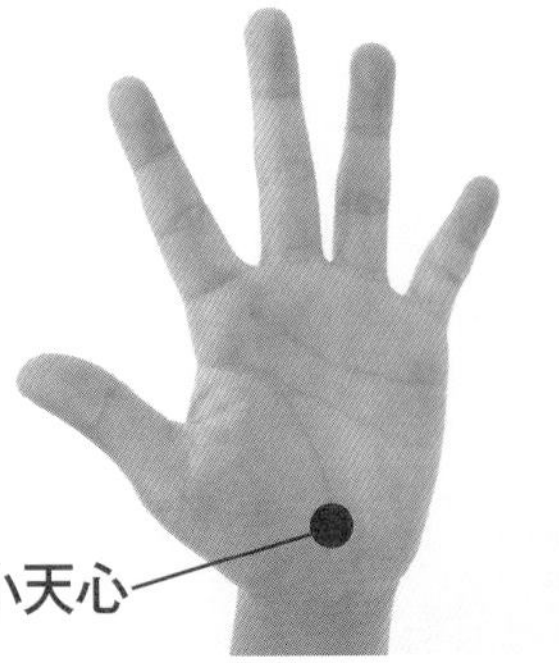

左の手のひら、親指の根元のふくらみらみと小指の根元のふくらみが交わるところのくぼみです。手首のしわから子どもの親指幅分、指先寄りの位置です。

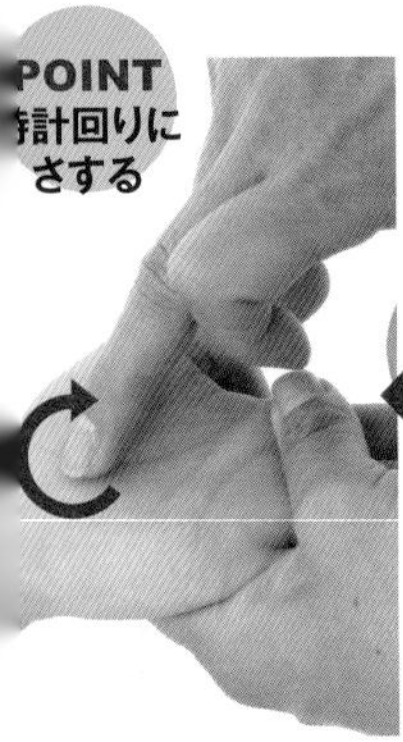

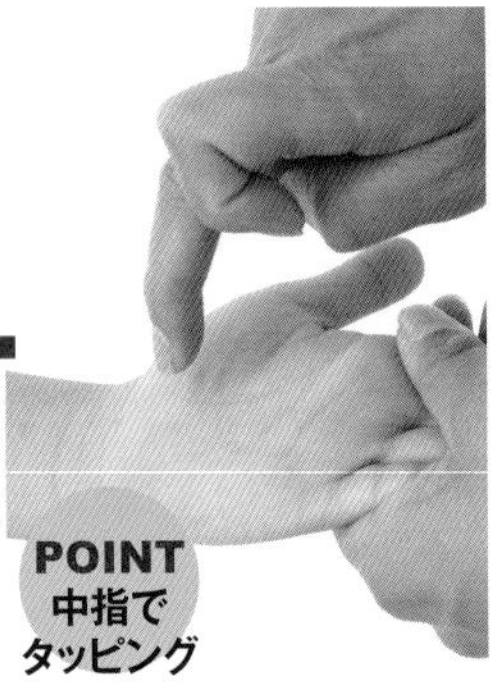

子どもの左手をとり、手のひらを上に向けます。親御さんの利き手と逆の手で、下から支えてあげましょう。

続いて利き手の中指の先端で、小天心をトントンと50回、軽くタッピングします。

その後、小点心のまわりを時計回りに50回ほど、優しくさすります。

小児推拿《すいな》独自のツボで、刺激するのは左手のみとなります。

❷ 身柱（しんちゅう）

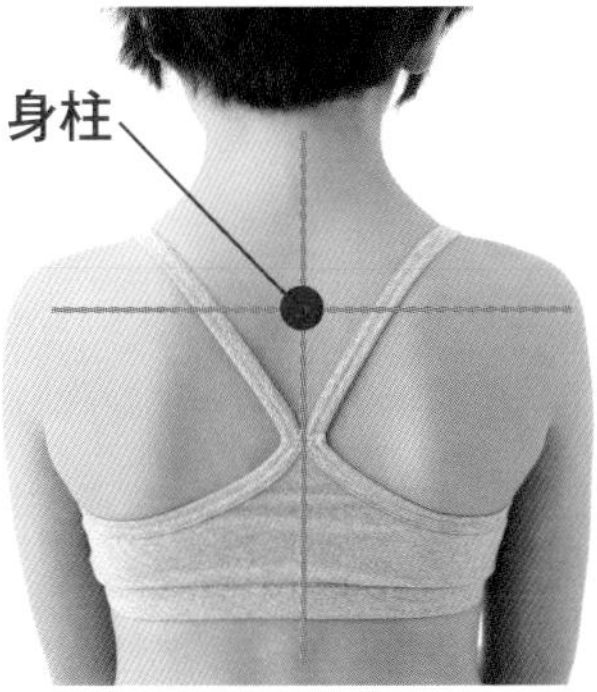

肩甲骨を指でなぞります。背骨に向かってもっとも出っ張っているところの高さで、背中の正中線（体の中心線）と交わるあたりのくぼみがツボです。

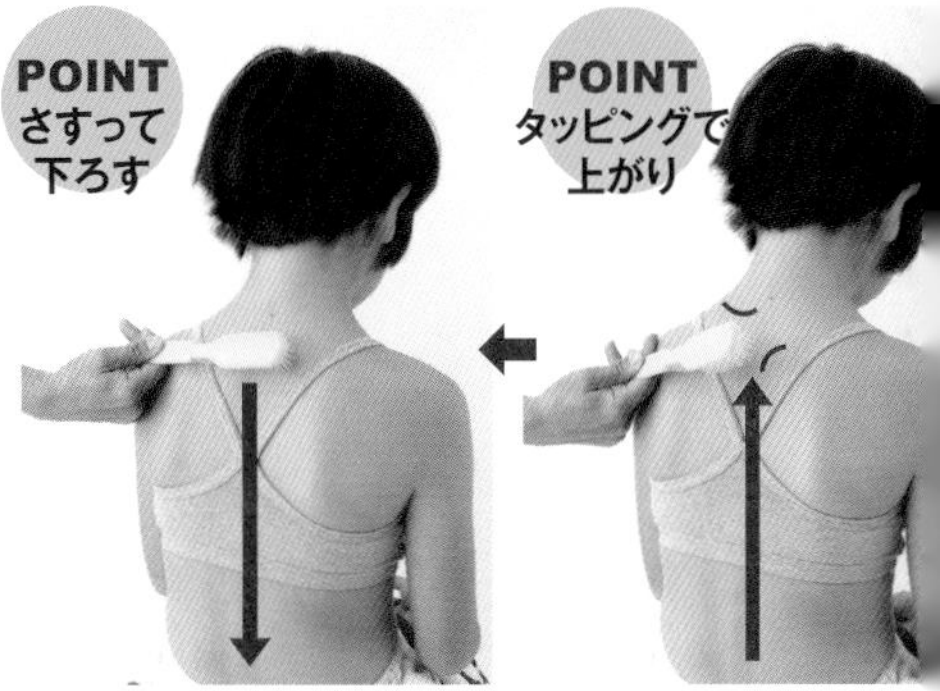

ヘアブラシを使います。身柱からおへその真裏までを、下から上にタッピングで上がっては、優しくさすり下ろします。これを1〜2分続けましょう。子どもをいすに座らせてもいいですし、うつぶせに寝かせてあげて刺激するのも、そのまま眠りにつきやすくおすすめです。

❸ 安眠（あんみん）

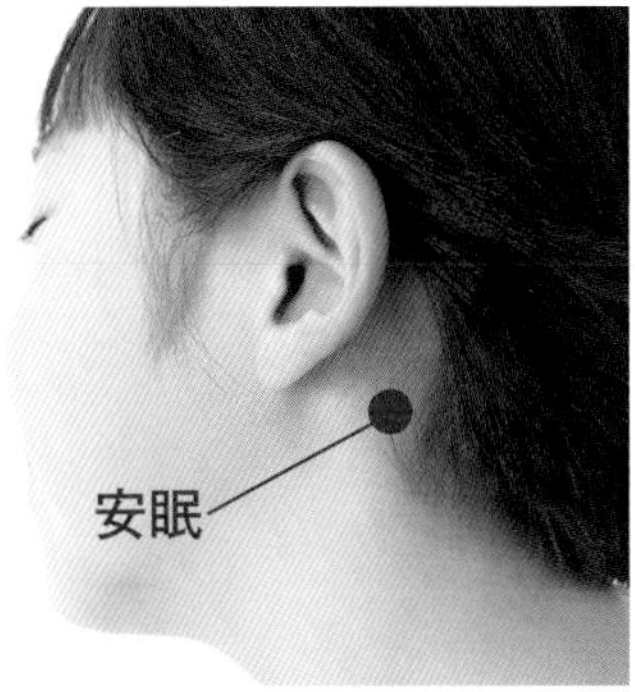

耳の後ろにある乳様突起という骨の高まりのすぐ下。骨から下に外れてすぐのところにあるくぼみがツボです。左右にあります。

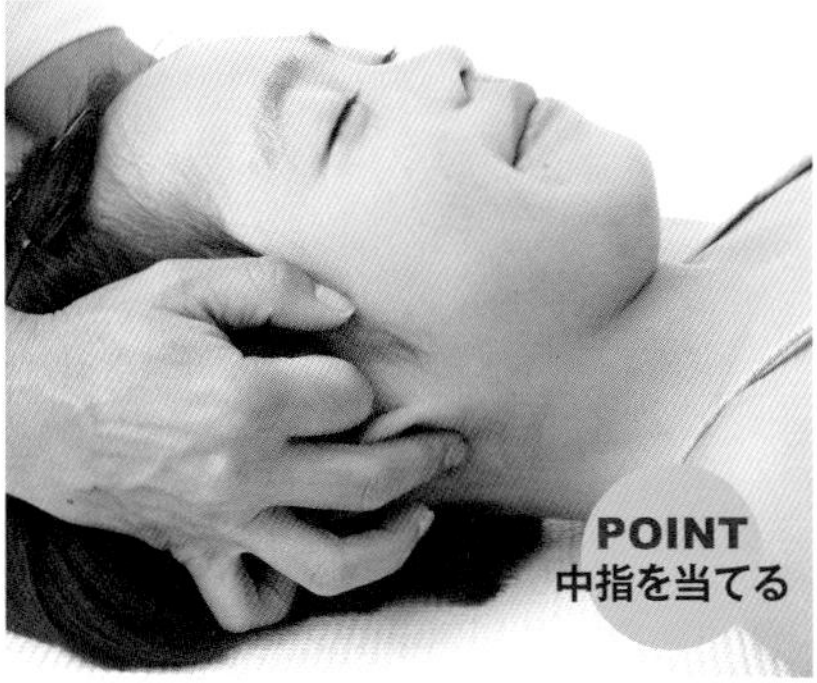

子どもをあおむけに寝かせます。親御さんの中指の腹を子どもの左右の安眠にそれぞれ当て、30秒ほどキープします。頭の重さで軽く圧迫されるぐらいの圧でちょうどいいので、押さなくても構いません。

部屋を暗くして、寝る体勢になり、❶、❷を刺激したうえで仕上げとしてツボを触ってあげると寝付きやすいでしょう。

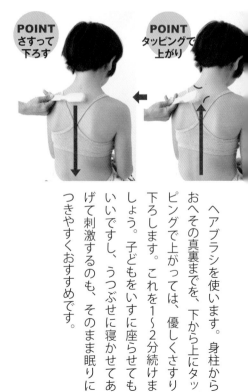

「ストレス・イライラ」に効く

ストレスは大人だけのものじゃない

子どもにとって、ストレスは身近な存在です。園や小学校に上がるタイミングで環境の変化に戸惑ったり、集団生活の中で気をつかったり。ストレスは成長過程で不可避ともいえます。それでいて、ストレスを自覚していなかったり、ストレス発散の手段を持っていないため、抱え込んでしまうこともあるようです。病気ではないのに腹痛をうったえる、つめをかむといったストレスの予兆をキャッチしたら、発散を手助けしてあげましょう。親御さんとのスキンシップは、心の安定に直結。ぜひ、ツボ療法を活用してください。

❶百会（ひゃくえ）

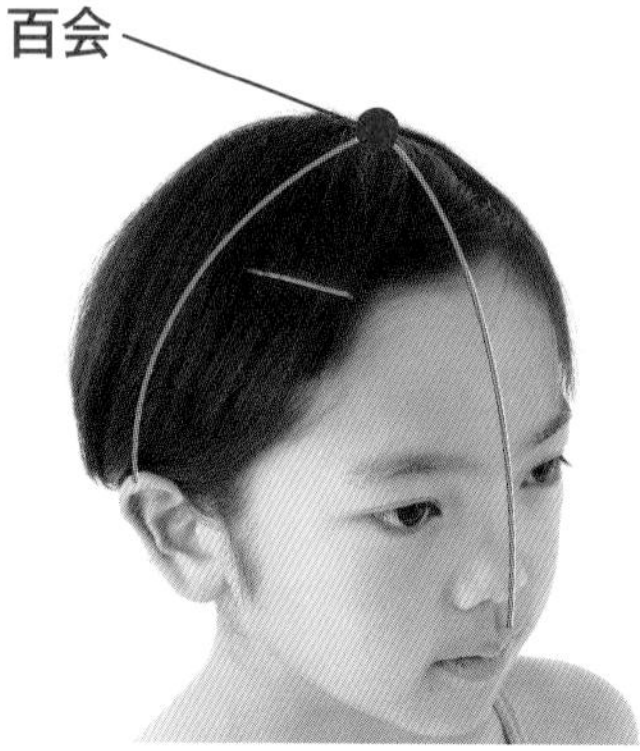

両耳と正中線（体の中心線）が交わるところです。左右の耳それぞれの一番高いところに親指を当て、頭頂部で中指が交わるところを探してもよいでしょう。

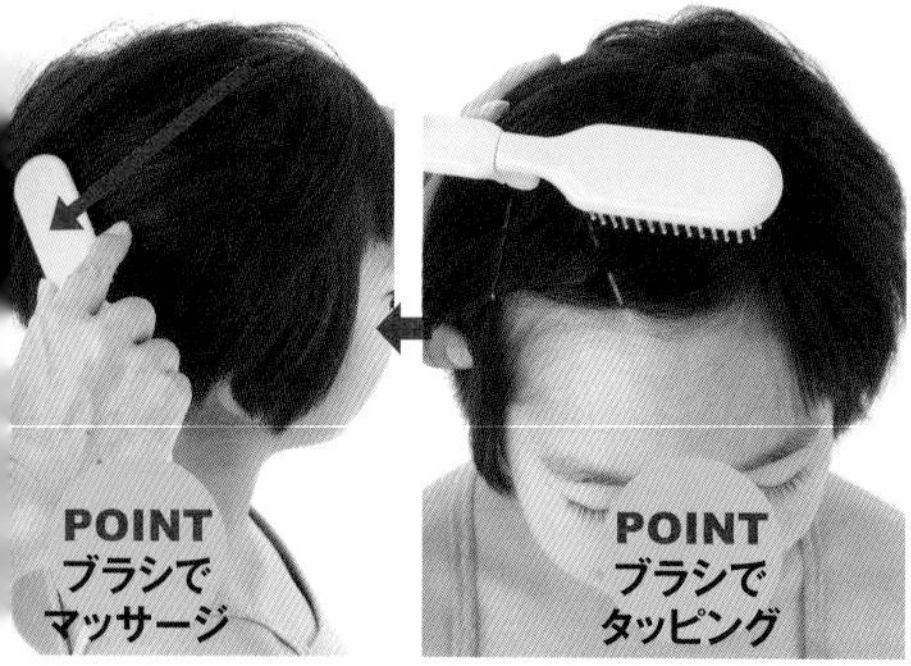

毛先が柔らかい、ナイロン製のヘアブラシを使います。百会を中心にヘアブラシで20秒ほど、タッピングしましょう。トントンと一定のリズムで刺激することで、心が落ち着く効き目が高まります。

続いて髪をとかすように、前から後ろへと頭全体の頭皮をマッサージします。こちらも20秒ほど続けましょう。

② 身柱（しんちゅう）

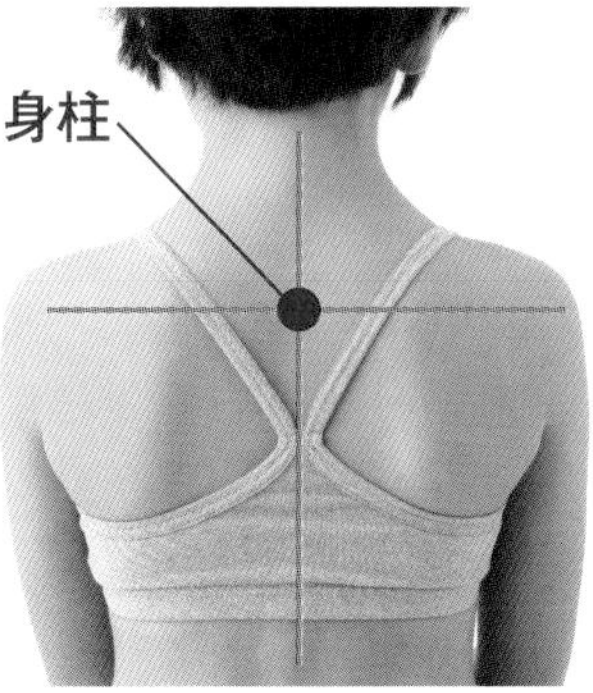

肩甲骨を指でなぞります。背骨に向かってもっとも出っ張っているところの高さで、背中の正中線（体の中心線）と交わるあたりのくぼみがツボです。

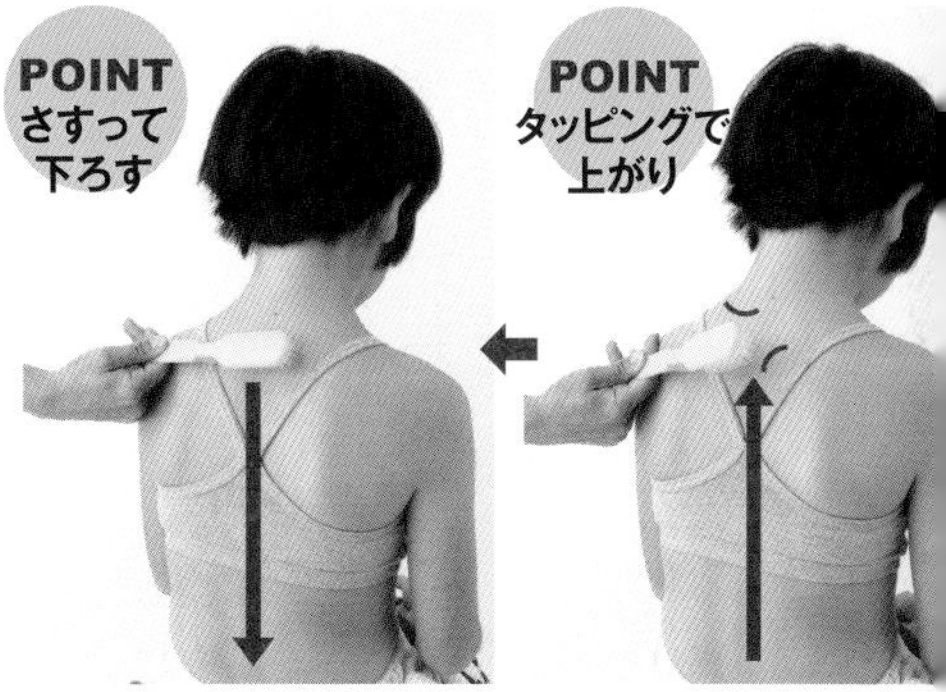

身柱を含めた背骨の真上を刺激します。まずはヘアブラシでおへその真裏から身柱までを、下から上にタッピングで上がりましょう。身柱まできたら、優しくさすり下ろします。これを1～2分続けます。

低年齢の子であれば、うつぶせに寝かせて刺激してあげてもいいでしょう。

③ 印堂（いんどう）

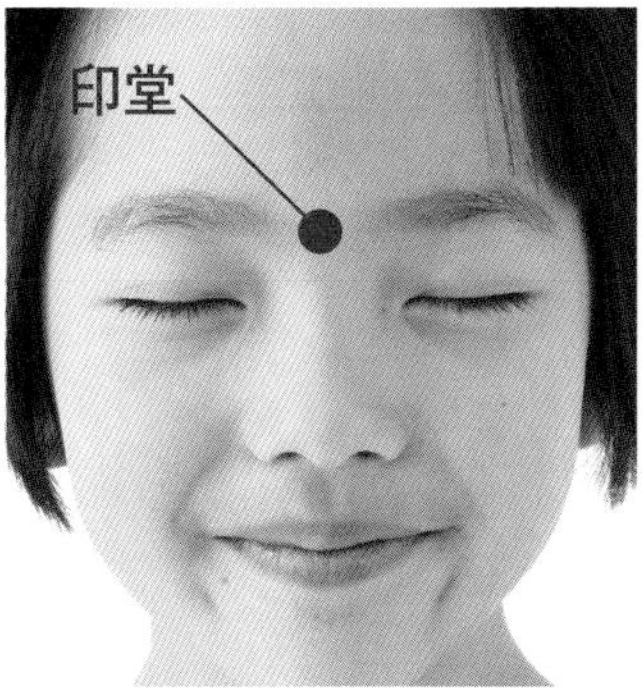

眉間のちょうど真ん中にツボがあります。くぼんでいて押すと響くところです。

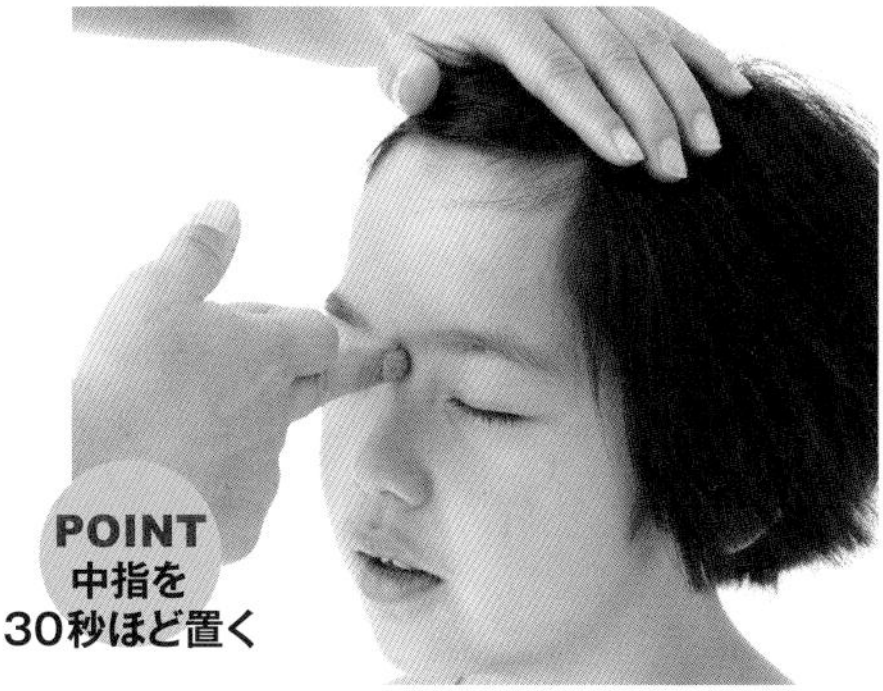

親御さんの利き手の中指を印堂に、反対の手のひらを頭に軽く乗せます。そのまま20～30秒ほどキープしましょう。指の重さで軽く圧迫されるぐらいの圧でちょうどいいので、押さなくても構いません。

親御さんと触れ合うスキンシップとの相乗効果で、いら立った気持ちが落ち着いてきます。

緊張に効く

緊張しやすいのは長所でもある

試合や発表会などの大舞台で、必要以上に緊張して実力を発揮できなかったり、あるいは友だちに話しかけられると赤面して、うまく返事ができなかったり。親御さんから見れば、緊張しやすいわが子のことを歯がゆく感じることもあるでしょう。

緊張しやすいのは、「うまくやりたい」「嫌われたくない」と思慮深く慎重な性格だからかもしれません。長所のひとつと認めてあげつつ、リラックス感を高めるツボ療法をしてあげましょう。頭周辺や前腕にあるツボを刺激すると、リラックスにつながります。

❶天門（てんもん）

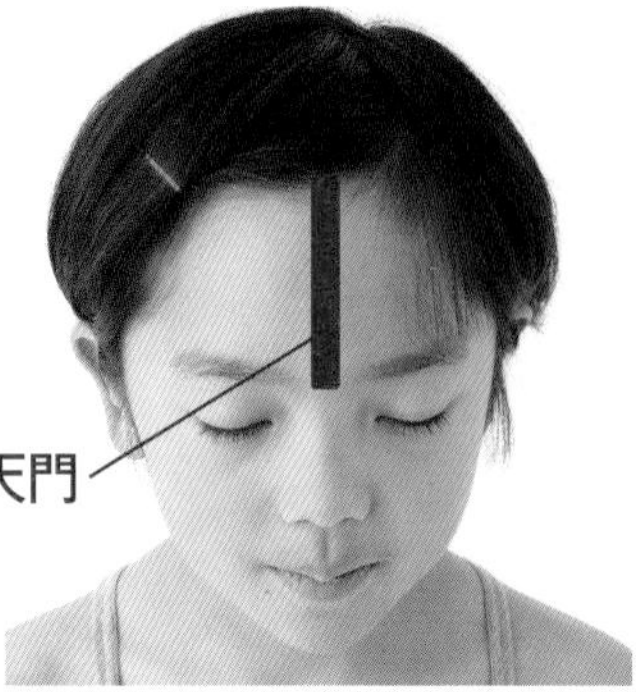

眉間の中央から、上へたどっていきます。髪の生えぎわに当たるまでのラインがツボ。一点ではなく、線そのものをツボと考えます。

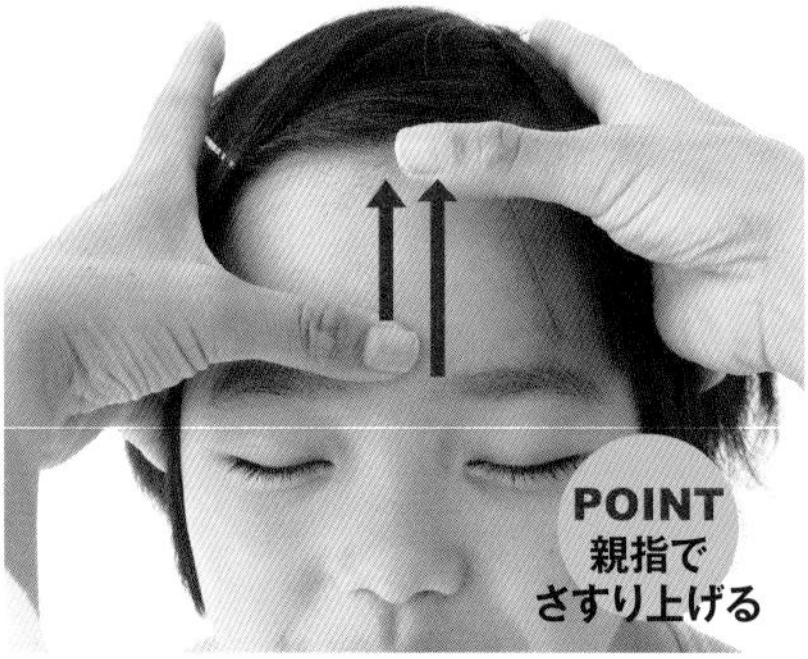

親御さんの右手の親指の腹で、天門を下から上に向かってさすり上げます。続いて左手の親指で同様に下から上へとさすり上げましょう。力加減は軽くさする程度の優しさで構いません。下から上へという動きの向きが大事。左右交互に50回、さすり上げましょう。

❷ 攅宮（かんきゅう）

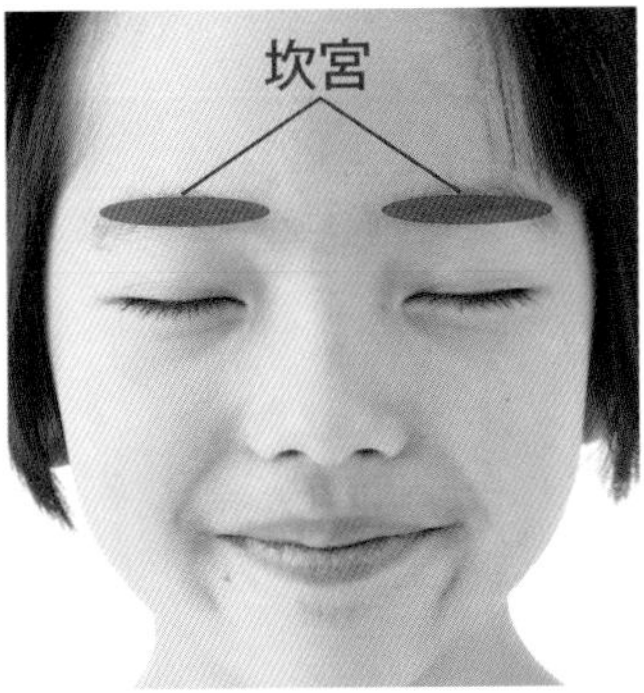

眉がしらから眉尻まで。眉毛のラインがツボです。

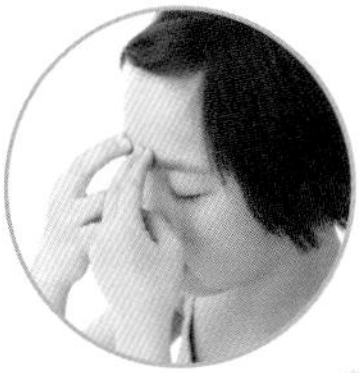

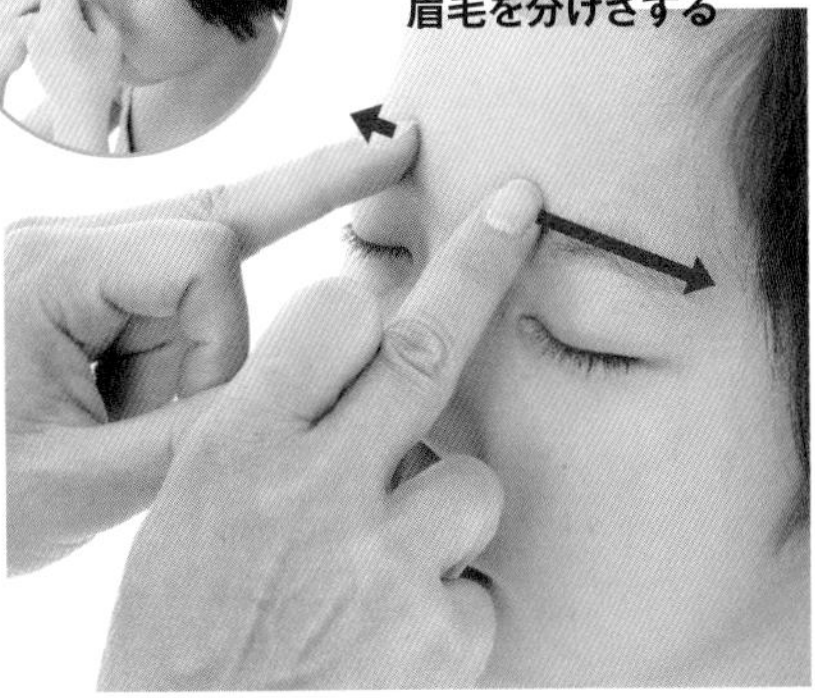

子どもと向き合って座り、親御さんの中指の腹を左右の眉がしらにそれぞれ当てます。そのまま左右同時に眉尻に向けて分けさすります。1秒間に5センチの速さを目安に、20回ほど分けさすりましょう。

緊張をほぐすために自分で刺激する場合は、人さし指と中指2本の腹を使うとやりやすいでしょう。

❸ 内関（ないかん）

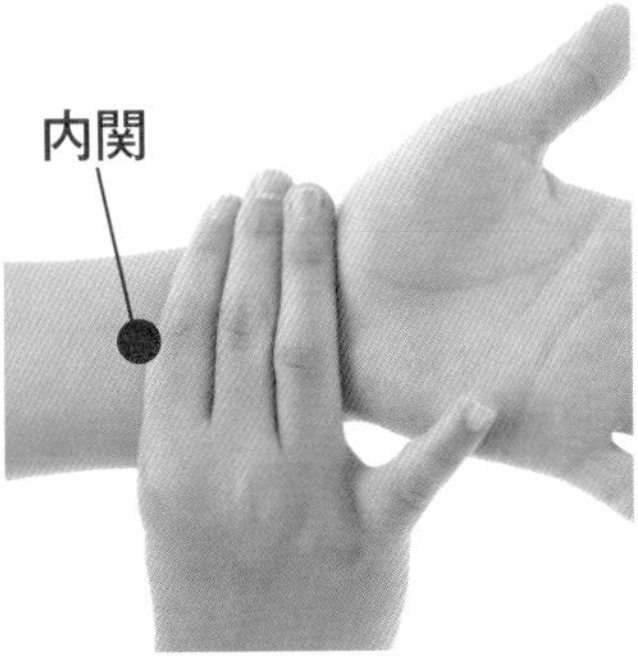

手のひら側の手首にあるしわから、子どもの指の幅3本分（人さし指、中指、薬指）、ひじに寄ったところ。腕の幅の真ん中にツボがあります。

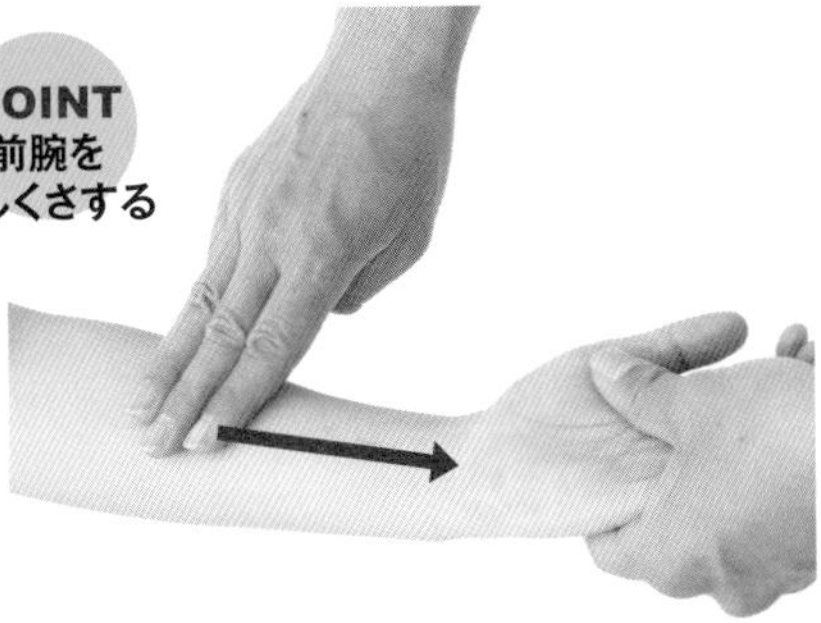

子どもの左腕を親御さんの利き手と逆の手で支え、利き手の人さし指から薬指の腹で内関を中心に腕をさすりましょう。ひじと手首の中間点から手首に向かって50回ほどさすったら、右腕も同様にさすります。

優しくさすられる刺激を敏感に感じるC触覚線維という神経線維が前腕に集中しているため、リラックス状態に導かれます。

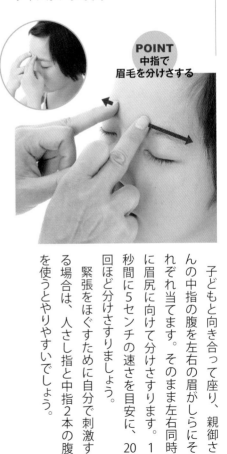

落ち着かせに効く

ツボ療法で落ち着く時間をつくる

好奇心が旺盛だったり、活発なのはいいことですが、落ち着きがなさすぎるのも困りもの。公共の場で静かにする、順番を待つといったルールは、守らせたいところです。日ごろからツボ療法をすることで、元気に動き回っていいときと、静かにするときのメリハリがつくことが期待できます。

「百会」、「風池」のツボは、ツボ刺激自体にももちろん効果がありますが、もう片方の手を額に当てて頭を支えることもポイント。額に触れてあげることで、子どもの安心感が倍増します。

❶百会（ひゃくえ）

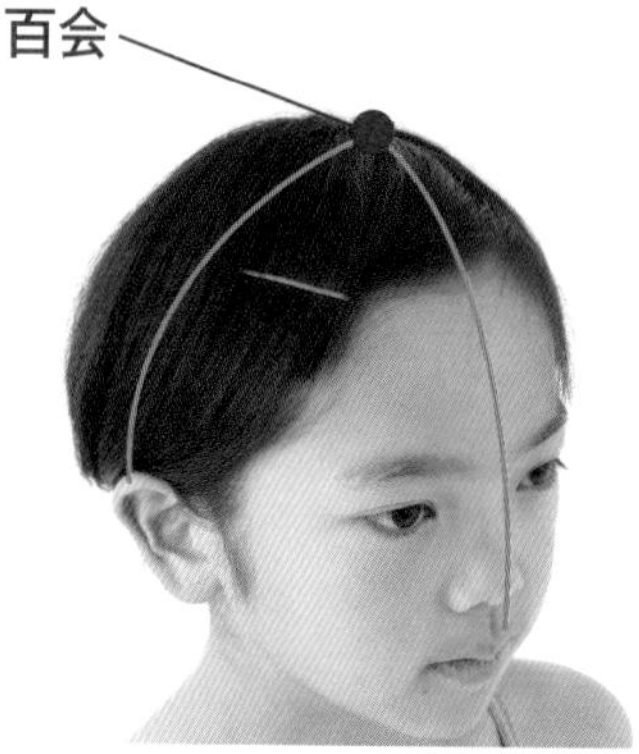

両耳と正中線（体の中心線）が交わるところです。左右の耳それぞれの一番高いところに親指を当て、頭頂部で中指が交わるところを探してもよいでしょう。

POINT
押す
➡押し回す

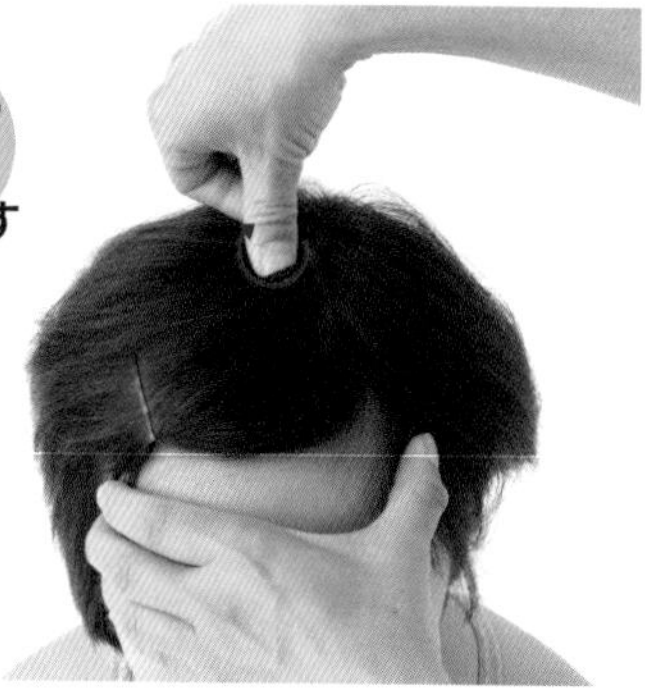

親御さんの利き手の親指、もしくは中指を子どもの百会に当て、反対の手を額に当てて支えます。そのままグーッと百会を押しては緩めましょう。これを5回繰り返します。

続いて百会に当てた指先がズレないように押しながら、時計回りに30～50回、押し回します。

② 風池（ふうち）

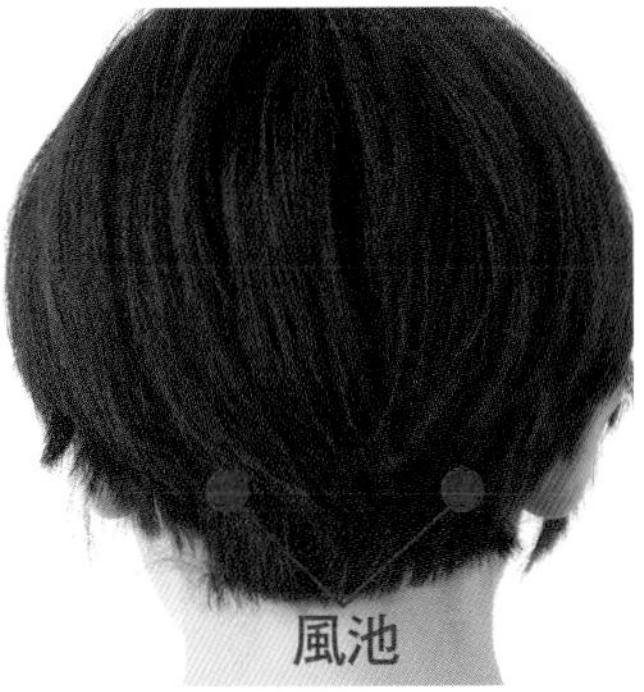

後頭部の中央、髪の生えぎわあたりのくぼみと、耳たぶの中間にツボがあります。くぼんでいて押すと響きます。

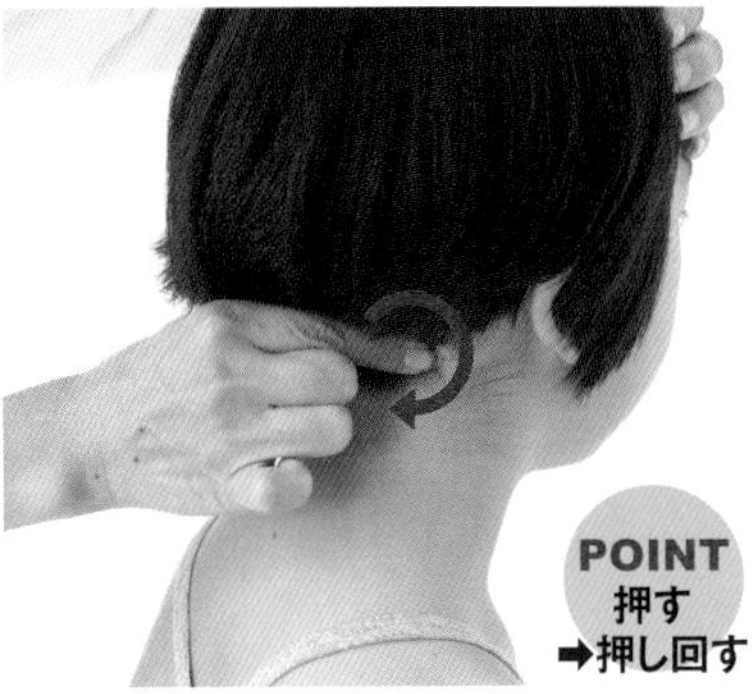

親御さんの利き手の親指と人さし指を、左右の風池にそれぞれ当てます。反対の手は額に当てて頭を支えてあげましょう。

まずは、ゆっくりと押しては緩めることを3〜5回繰り返します。続いて親指と人さし指をつまむようにして指を固定し、当てた指をズラさぬよう30〜50回、時計回りに押し回します。

③ 内関（ないかん）

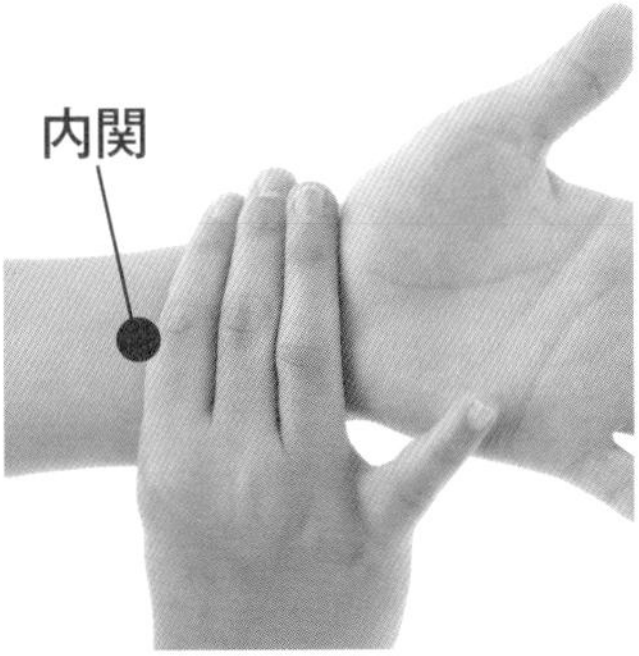

手のひら側の手首にあるしわから、子どもの指の幅3本分（人さし指、中指、薬指）、ひじに寄ったところ。腕の幅の真ん中にツボがあります。

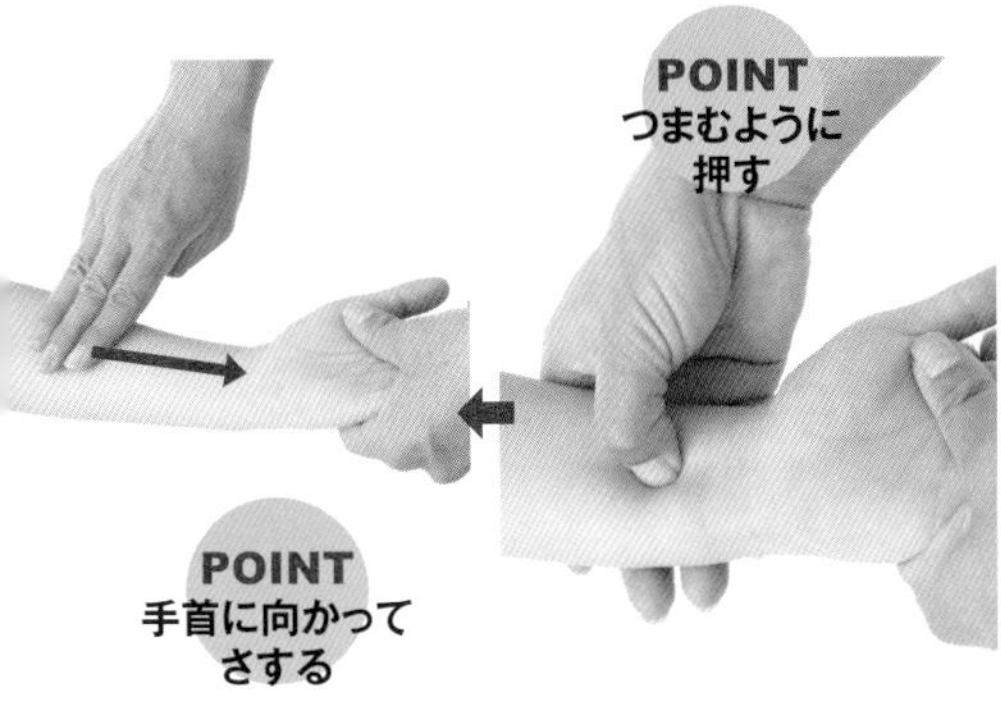

利き手の親指の先端を内関に当て、ほかの4本指は腕の裏側に当てて支えます。ゆっくりつまむように押しては緩めること3〜5回。続いて親御さんの人さし指から薬指の3本指で、内関を中心に手首へ向かって50回ほどさすります。さする方向はひじから手首に向かう一方向のみです。反対腕の内関も同様に刺激しましょう。気持ちがリラックスして落ち着いてきます。

眠気覚まし に効く

授業中眠くなったらセルフで刺激も

慢性の寝不足であったり、いびきや睡眠障害などにより眠りの質が下がっている子が増えているといいます。いつも眠そうなのであれば、適切な睡眠時間が確保できているか、生活習慣を見直してあげることも必要でしょう。前日に十分な睡眠がとれていたとしても、食事の直後や、興味のない話を聞いているときなどに眠気を感じるのは、大人も子どもも同じです。

自分でツボ刺激できる年齢の子であれば、授業中に眠くなったときなど、「手の井穴」や「攅竹」を自身で刺激してもいいでしょう。

❶人中（じんちゅう）

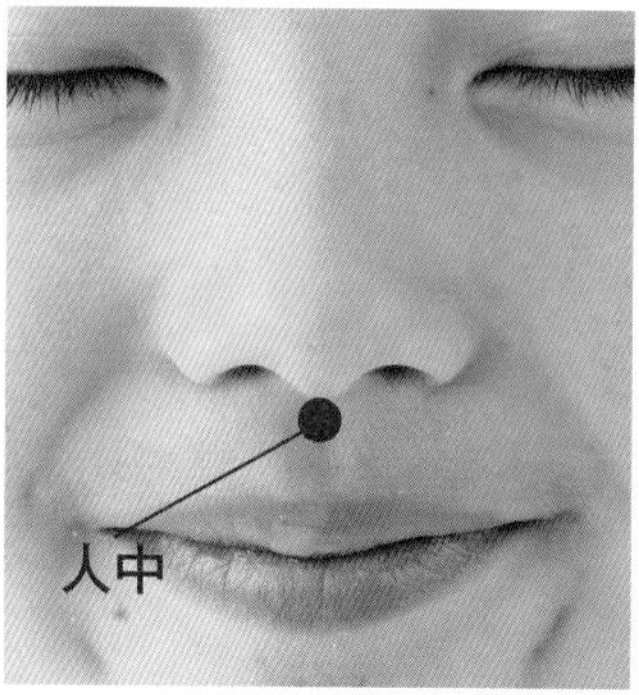

鼻の下にある溝を３等分した上から３分の１のところにあります。正確に押すのは難しいので、半分より少し上と考えれば大丈夫です。

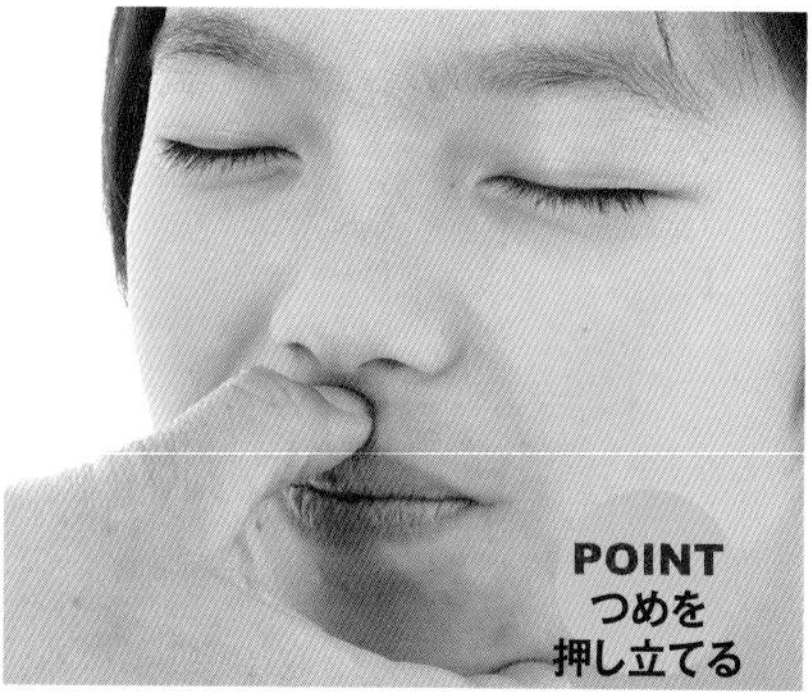

親御さんの利き手の親指のつめを、子どもの人中に当て、反対の手で子どもの頭を支えます。人中につめを立てて2、3秒押して刺激。緩めて2、3秒したら再びつめを立てて刺激。これを3~5回繰り返します。

気を失った人を起こすのに使うツボなので、意識をはっきりさせ眠気を解消する効果は抜群です。

❷ 手の井穴（てのせいけつ）

手の井穴

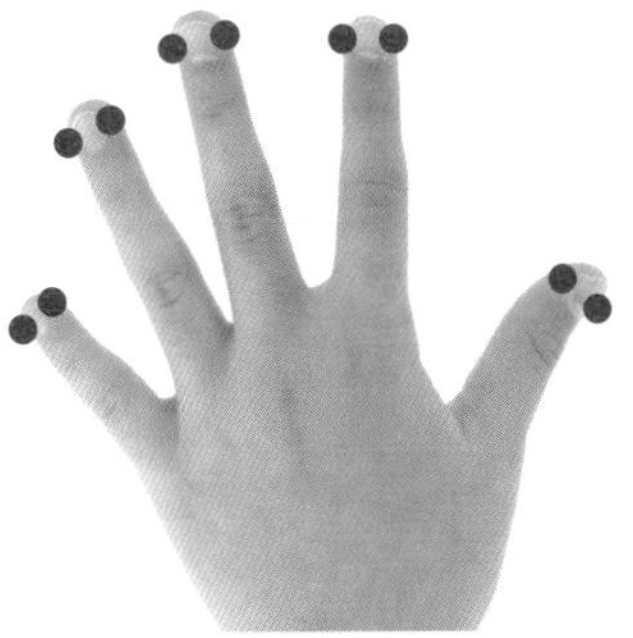

手のつめの生えぎわの両角がツボです。大人の場合、すべての生えぎわにツボがあるわけではありませんが、子どもの場合はすべてをツボと考えたほうが効果があるようです。

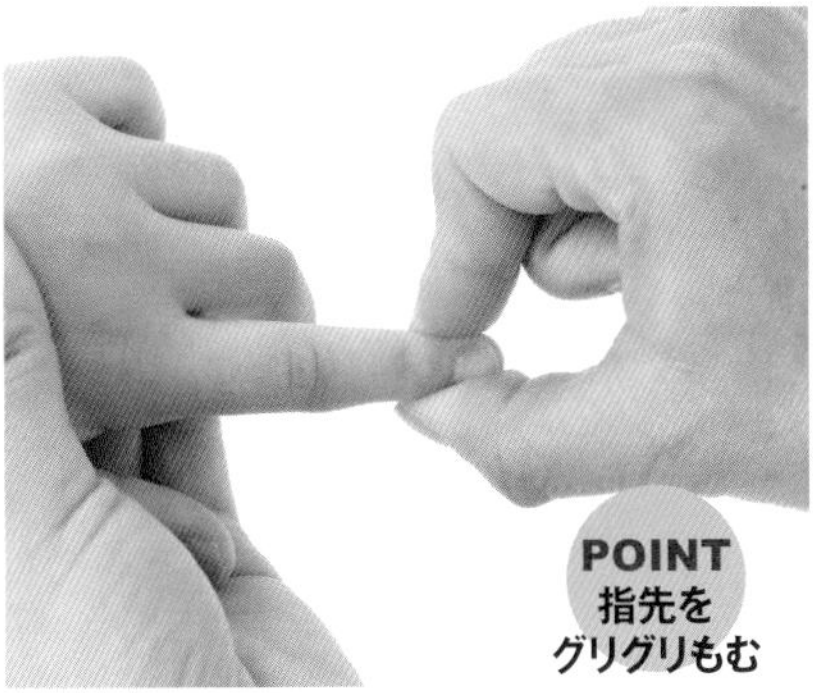

親御さんの親指と人さし指で子どもの手の井穴をつまみ、10～20回、グリグリもみほぐします。10本の指を順に刺激していきましょう。指先は脳の出先器官といわれています。指先とつながる脳の運動野は非常に広いため、頭をスッキリさせる効果が期待できます。自分で刺激できる年齢の子であれば、眠気を感じたとき、自身でもんでも構いません。

❸ 攢竹（さんちく）

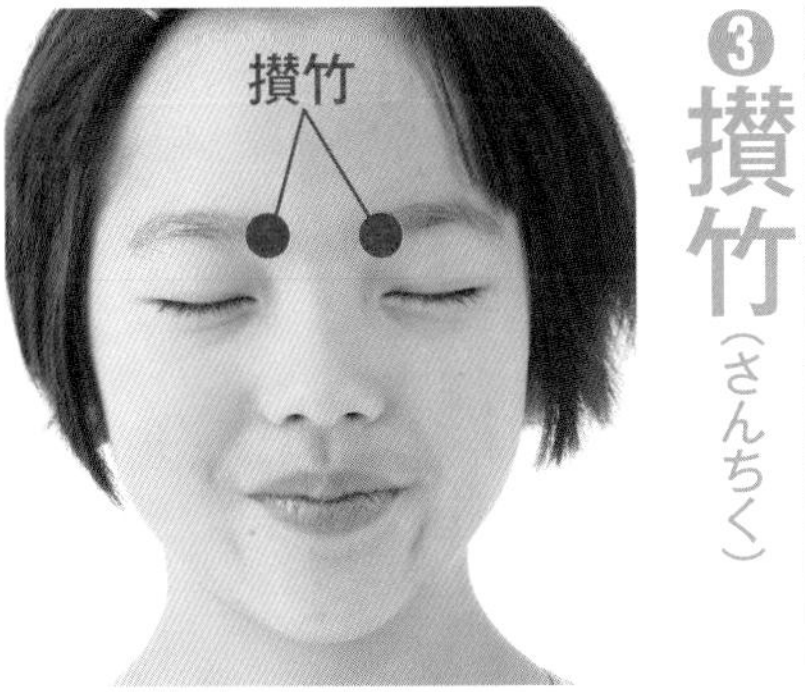

眉の内端にあります。眉がしらのあたりの押して痛いところがツボです。

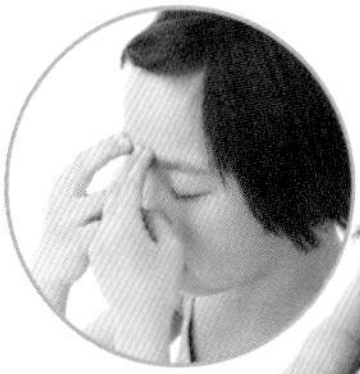

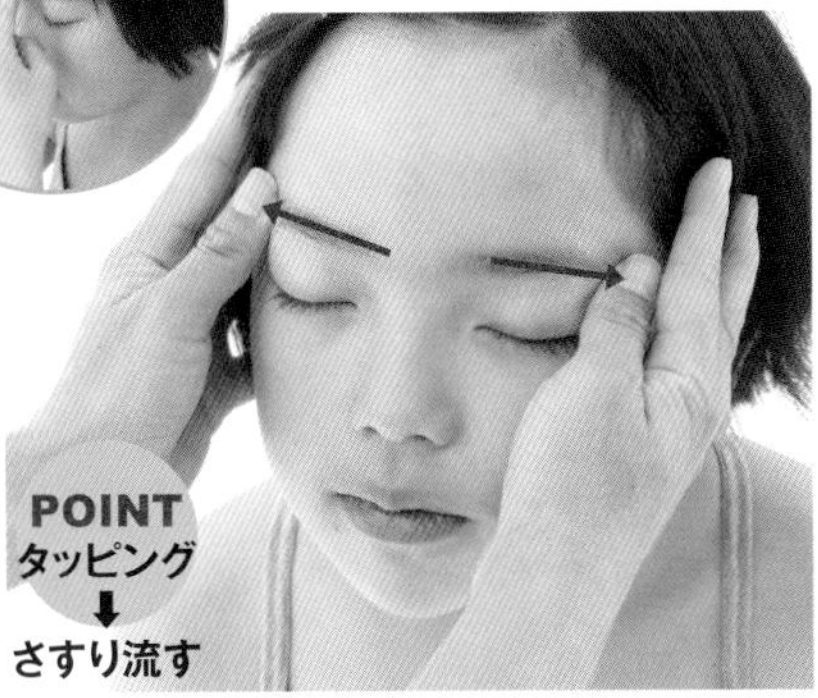

子どもと向き合って座るか、子どもをあおむけに寝かせます。左右の攢竹を中指の先端で5回タッピングしてから、親指で眉尻までさすり流します。これを3セット行いましょう。

子どもが自分で刺激する場合は、中指と人さし指の2本をくっつけると、安定して刺激しやすいです。

集中力アップに効く

子どもが集中できる時間は短い

集中力が続く時間は、年齢につれて増えていき、未就学児は年齢＋1分（5歳の子なら6分）、小学校高学年で30分程度といわれています。まずはそのぐらいの時間が限界であることを、知っておきましょう。

脳のエネルギー源であるブドウ糖や、脳に酸素を運ぶ鉄が不足しているために脳がうまく働かない、温度や湿度など環境が不快で集中しにくいといった原因も考えられます。栄養のバランスや、集中しやすい環境を整えてあげるといった生活の見直しとあわせて、集中力アップに効くツボ療法もぜひお試しください。

❶百会（ひゃくえ）

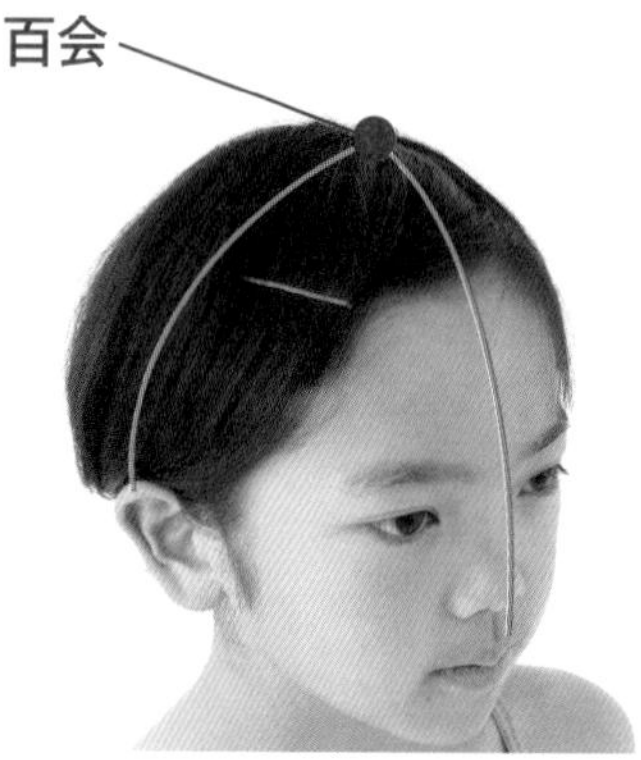

両耳と正中線（体の中心線）が交わるところです。左右の耳それぞれの一番高いところに親指を当て、頭頂部で中指が交わるところを探してもよいでしょう。

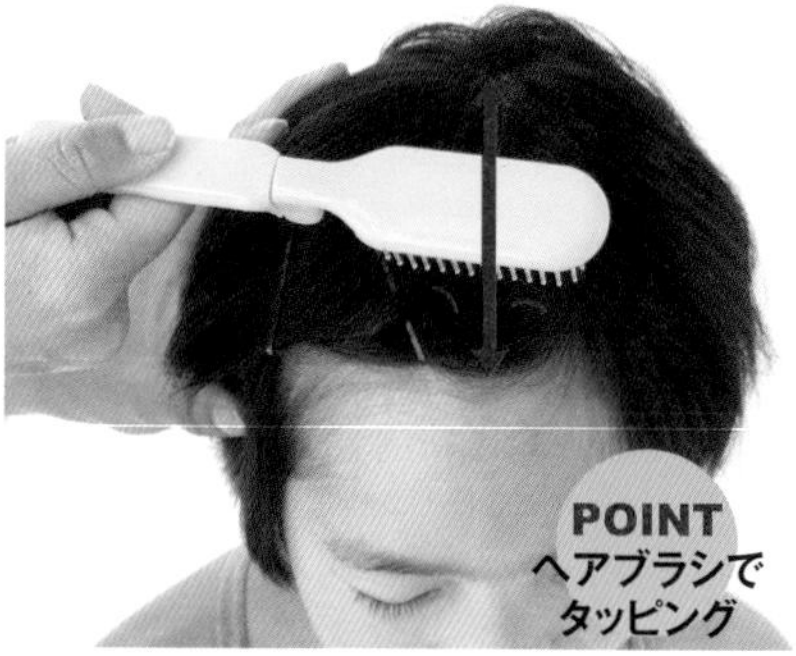

髪の生えぎわから百会までのラインを、ヘアブラシで優しくタッピングしましょう。20秒ほど続けます。反対の手を子どもの頭に添えるなど、触れ合うことでスキンシップが深まり、ツボ療法の効果も高まります。

自分で刺激できる年齢の子であれば、集中力がほしいとき、自分でタッピングしても構いません。

ツボ療法にプラス

眠気覚まし・集中力アップに効くかかと落とし

頭をスッキリさせたいときにおすすめなのがかかと落としです。コツはしっかり呼吸すること。体内のガス交換&かかとを落とす衝撃で、脳が活性化します。

脳に活を入れる!

かかと落とし

❶腕を上げる

肩幅に足を広げて立ちます。両腕を上げ、頭の上で両手を組みましょう。

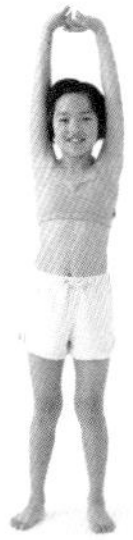

❷息を吐きながら体を回す

息を吐きながら左へ体を回し、吸いながら正面に戻します。再び息を吐きながら今度は右へ体を回し、再び吸いながら正面へ戻します。

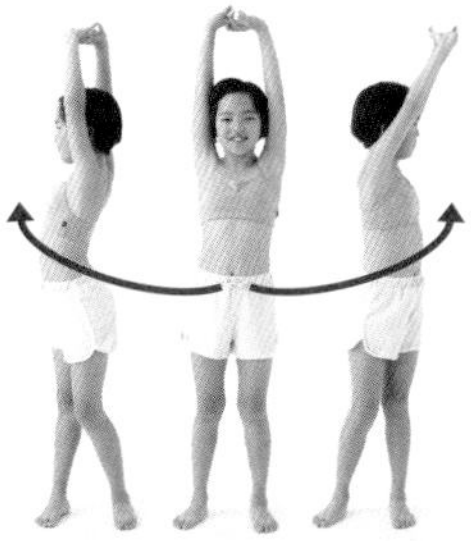

❸息を吸いながらかかとを上げる

一度、軽く息を吐いてから、今度は目いっぱい息を吸いながら、かかとを高く上げます。

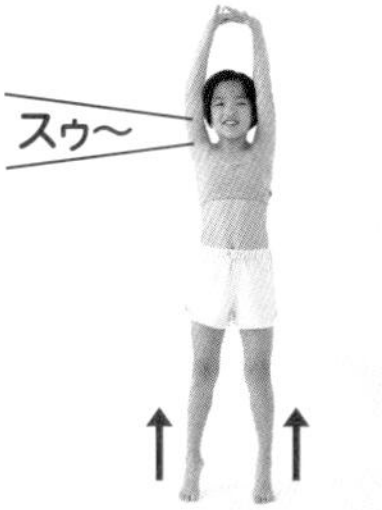

❹息を吐きながらかかとを落とす

口から「ハッ」と息を吐きながら勢いよくかかとを落とします。声を出すとより効果が高まります。❸❹の上げて落とすを9回繰り返しましょう。

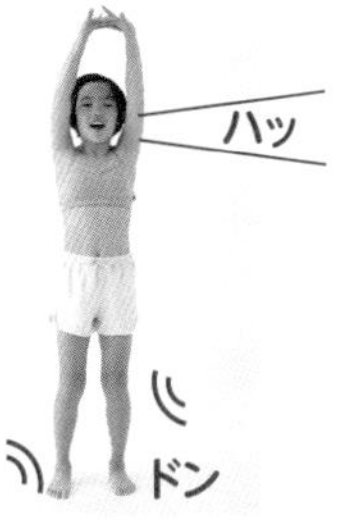

● 監修　**鵜沼宏樹**（うぬま　ひろき）

鍼灸指圧師。中医師。中国北京中医学院（現・北京中医薬大学）に留学、卒業後、研究所に勤務。日本で鍼灸・指圧師の資格取得後、再び留学し中医学の研鑽を積む。帰国後帯津三敬病院で治療にあたり、現在統合針灸治療院 元気院長。1962年鳥取県生まれ。

STAFF

企画・編集・制作　スタジオパラム

● Director　清水信次
● Writer & Editor　及川愛子
　島上絹子
● Camera　山上　忠
● Illustrator　手塚由紀
● Design & DTP　スタジオパラム
● Model　Nico

子どものツボ押しマッサージ
心と体の症状に効く　やさしいスキンシップ

2020年3月5日　第1版・第1刷発行

監修者　鵜沼　宏樹（うぬま　ひろき）
発行者　株式会社メイツユニバーサルコンテンツ
（旧社名：メイツ出版株式会社）
代表者　三渡　治
〒102-0093 東京都千代田区平河町一丁目1-8
TEL：03-5276-3050（編集・営業）
03-5276-3052（注文専用）
FAX：03-5276-3105
印　刷　三松堂株式会社

ご意見・ご感想はホームページから承っております。
ウェブサイト https://www.mates-publishing.co.jp/

編集長：折居かおる　副編集長：堀明研斗　企画担当：堀明研斗